名中医畅达医论医案

主审 畅 达

主编 李祥林

编委 潘卫峰　王亚丽　南晋生
　　　　范瑞娟　兰 英　侯晓雯
　　　　王红霞　畅立毅

中国中医药出版社
·北 京·

图书在版编目（CIP）数据

名中医畅达医论医案/李祥林主编 . —北京：中国中医药出版社，2016. 11

ISBN 978 - 7 - 5132 - 3447 - 4

Ⅰ. ①名… Ⅱ. ①李… Ⅲ. ①医论 - 汇编 - 中国 - 现代 ②医案 - 汇编 - 中国 - 现代 Ⅳ. ①R249.7

中国版本图书馆 CIP 数据核字（2016）第 117965 号

中国中医药出版社出版

北京市朝阳区北三环东路 28 号易亨大厦 16 层
邮政编码 100013
传真 010 64405750
北京市松源印刷有限公司印刷
各地新华书店经销

开本 880×1230 1/32 印张 6.625 彩插 0.5 字数 148 千字
2016 年 11 月第 1 版 2016 年 11 月第 1 次印刷
书 号 ISBN 978 - 7 - 5132 - 3447 - 4

定价 29.00 元
网址 www. cptcm. com
社长热线 010 64405720
购书热线 010 64065415 010 64065413
微信服务号 zgzyycbs

书店网址 csln. net/qksd/
官方微博 http：//e. weibo. com/cptcm
淘宝天猫网址 http：//zgzyycbs. tmall. com

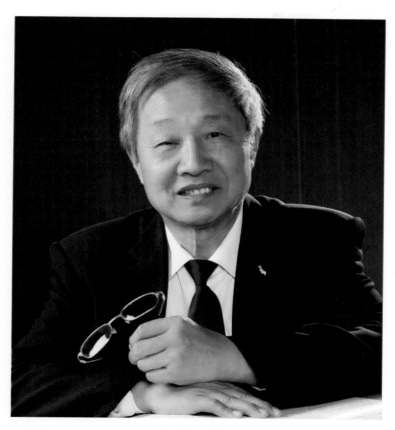

全国名老中医畅达

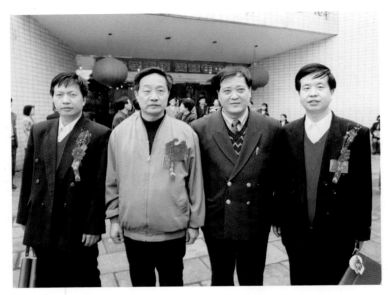

全国名老中医畅达（左二）与弟子李祥林（右一）南晋生（左一）

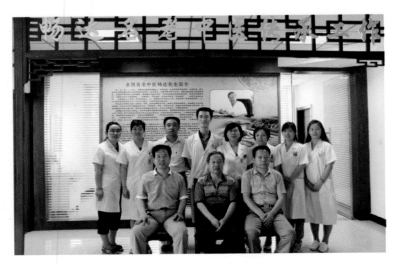

全国名老中医畅达传承工作室成员

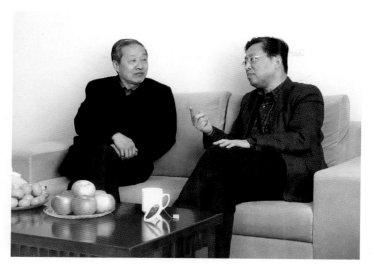

畅达先生（左一）与黄煌教授（右一）亲切交谈

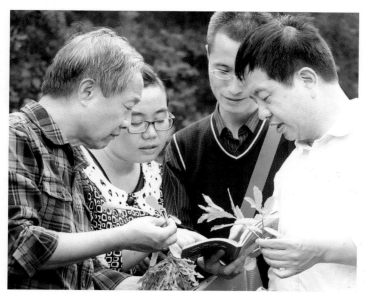

畅达先生（左一）与弟子们在野外辨认中药植物标本

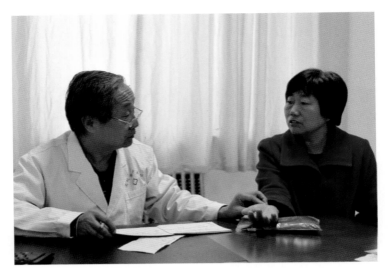

畅达主任医师（左一）退休后坚持出门诊

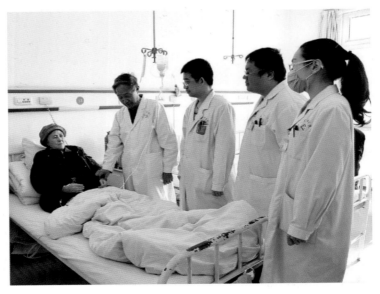

畅达主任医师（左二）指导年轻医生查房

内容提要

　　本书较为全面地整理了第二批全国老中医药专家学术经验继承工作指导老师畅达先生的学术思想及 50 余年的临证经验。全书分为 8 章，理论部分小到畅达先生对《伤寒论》一药一方的心得体会，大到对《伤寒论》辨证思维方法、汤方辨证学术思想的理论渊源、汤方辨证理论体系进行了系统论述；医案部分以汤方辨证的形式进行了案例分析与点评，充分反映了汤方辨证思想在中医临床实际中的运用过程。该书同时整理畅达先生对中医思维方法的认识与思考以及独特用药经验，特别收集了其对中华文明发源地山西河东中医文化史的研究成果，填补了学界空白。

黄　序

　　我国现代名中医，山西运城的畅达先生擅长理论思维，学术个性鲜明，早在 20 世纪末期，我就关注到这位提倡汤方辨证的医家。

　　汤方辨证是中医临床思维模式之一。《伤寒论》关于"桂枝证""柴胡证"的提法，关于"病皆与病相应者，乃服之"的明训，都说明汤方辨证在经方中已经占有主导地位，而且汤方辨证不仅适用于经方，也适用于后世方。畅达先生是在反复的临床实践中，在博览群书、深入思考的过程中，逐渐悟出了这个蕴藏在经典中的道理，并加以大力推广。1999 年，他和李祥林、南晋生主编了《汤方辨证及临床》一书，对"汤方辨证"的概念内涵、历史沿革、临床思维形式及具体辨析方法等进行了阐述，并就 100 个方证做了辨析示范。2011 年，他又主编《中医临床思维要略》一书，探讨了中医临床思维的特色优势及其存在的问题，也介绍了中医临床思维方法的具体应用，特别强调了汤方辨证的应用。畅达先生的这些思想已经影响了一大批临床医生，一个以汤方辨证为特色的学术流派，悄然在山西运城地区形成，本书主编就是其中的佼佼者。

　　这本《名中医畅达医论医案》是李祥林、南晋生等医生将畅达先生的学术思想及临证经验进行的系统整理和总结。书中有畅达先生关于汤方辨证的理论阐述，也有对《伤寒论》

方药的研究心得，尤其是医案部分，展示了畅达先生及其弟子们的临床经验，每个案例后附有主编的精彩点评，使汤方辨证变得更接近临床，更便于读者理解和应用。这是一本理论性较强、实用性较好的中医参考读物。乐为之序！

南京中医药大学　黄煌

2016 年 5 月 26 日

目 录

第一章　医家小传

畅达，山西省运城市人，中共党员，毕业于北京中医学院，主任医师，第二批全国老中医药专家学术经验继承工作指导老师。幼承庭训，博览经典，从事中医工作 50 余年，历任运城地区中医院副院长，山西省中医药学会常务理事，中医基础专业委员会、内科专业委员会副主任委员，运城市中医药学会、中西医结合学会副理事长，《山西中医》杂志编委等职。2011 年荣获山西省运城市医学十大功臣称号。

从 1959 年跟师学习中医算起，畅达从事中医药已有 57 个年头。他撰写论著 5 部、论文 80 余篇，临床治愈病人无数，2011 年，"感动运城十大医学功臣"庆典上，年近古稀的畅达表示："我将带领自己的团队向新的目标发起冲击，为中医事业再立新功！"在跟随畅老学习和工作的 25 年中，我们渐渐地去触摸一个大师的心路历程……

一、幼承家学，心归岐黄

畅达，1944 年 9 月 7 日出生于陕西韩城，出生时恰逢国内战争时期，随着社会巨大的变迁，幼年时的畅达随父先后辗转于山西太原、陕西西安、甘肃等地。其父畅平早年毕业于山西大学医学院（现山西医科大学前身），抗战期间任职于晋绥军某后方医院，后又任职于解放军七军卫校。新中国成立后其父因身体原因经部队批准回到老家山西省运城县，是当地一个学贯中西、负有盛名的医师，以中医内、妇科见长。新中国成立初，畅平是运城县医师联合会的会长，曾有《护病学》《针和灸》《畅平医话》等著述，新中国成立初和"文革"后曾在晋南专署（运城地区前身）和山西省多届中医进修班、西学中班和中医经典学习班任教。少年时畅达的生活是幸福、快乐的，他上小学时早早地戴上了红领巾、左右开弓双手写字、品学兼优，让他不能不对未来产生美好的畅想，学数理化、当科学家！那时尽管父亲要求他在上学之余背记《医学三字经》《药性赋》《汤头歌》，年少的畅达还没有意识到中医将成为他一生中不可缺少部分。天有不测风雨、人有旦夕祸福，1959 年以优异成绩初中毕业，畅达正信心满满地准备上一流高中、考最好大学，却要面对父亲因"历史不清"失去人身自由、政审不合格、不得进入高中读书的局面，委屈、绝望、无奈是 1959 年夏季畅达人生中抹不去的记忆！然而，身为家中长子，年仅 15 岁的他又不得不为眼前的生计操心，那时他到运城县机械厂当过短工、搬运工。当他得知运城县医院缺少人手，在去医院工作的申请中写道："我跟您说，您可不能认为我是说谎，当我还在幼年的时候，也许由于老人的影响，就深深地热爱上了卫生工作……毕业时就准备考卫生学校，但情况不能如意，不能使自己继续深造，为了达到自己的志愿，参加医院工作……"稚嫩的语言中表达着纯真，寄托着对未来的希望！1959 年 11 月畅达开始随院办护士班学习医学基础理论，在跟班学习的半年中，少言寡语，干活勤快是他的具体写照。那时，在中医科当医生的晚清举人朱厚卿老先生和老中医葛子柏多次观察后愿收他为徒。在两位老先生的帮助下，畅达得以进入运城县医院，在县卫生局委托举办的中医学徒班，开始系统学习中医。冥冥之中，命运之神将畅达引入博大精深的中医学殿堂。岐黄医术在畅达的困惑中与命运相连。

二、发奋苦读，耐住寂寞

初学中医，幼年时老人启蒙的儿歌成了他中医学习最初的积淀，"犀角解乎心热，羚羊清乎肺肝"，以往像唱儿歌似地背诵，现在要去体会何为心热？肺肝又在何处？"学医之始，未定先授何书。如大海茫茫，错认半字罗经。便入牛鬼蛇神之域。"稍有加深，他便因生疏古字和古奥难懂的字意拦住进一步深入学习的道路，于是他借来《古文观止》、高中语文课本，阅读诗歌散文，请朱厚卿老先生教他学查《康熙字典》。"高山仰止，景行行止""谦有益、满招损"成为他为人的座右铭；一方面，他增加着文字能力，另一方面，随着小笔记本的不断增厚，他的文学水平不断提高，三年间他收集归类了《黄帝内经》《难经》《伤寒论》《金匮要略》《温病条辨》《温热经纬》等经典中一千多生字、难字。辨认难字时他首先辨音，然后把经典中的短句引出、再分辨字义的不同，如干（gān）：①冒犯；冲犯。《难经·第十难》："假令心脉急甚者，肝邪干心也。"又《金匮要略·脏腑经络先后病脉证第一》第二条："若能养慎，不令邪风干忤经络。"②天干，甲乙丙丁戊己庚辛壬癸。《素问·刺法论》："刚柔二干，失守其位，使天运之气皆虚呼?" ③辨干、乾、幹。古代干、乾、幹是三个完全不同的字，各不相同。在古书中，乾湿的"乾 gān"，树幹的"幹 gàn"，都不写作"干"。就这样，畅达一字一句地攻读着古汉语知识，文化积累日渐丰富，医经典籍渐渐读通、读顺，对医理有了进一步深入理解。从 1960 年、1961 年的年终工作总结可以看出他没有虚度光阴! 转眼 3 年的跟师学习结束了，运城县卫生局组织了考核，这个 3 年中一直勤奋读书的徒弟得到了政府的认可，在 1964 年新年的第一天，畅达领到了运城县卫生局的出师考核证! 学徒出师了，但他的学医之路仍在脚下延伸，在当时的运城县医院，他与许多老同志一起办院刊，从刻蜡版、校对文章到自己写个豆腐块样的学医体会，一点一滴慢慢积累着他的文字功底。直到现在他还清楚地记得当年为了排版清晰，一次一次去西安送取文稿的情景，当时运城到西安有黄河隔挡，渡河在当时是非常艰辛的事。跟师后我们几次从黄河大桥上通过时，畅老回忆起当年的情景，感慨世事变迁，告诫我们为人办事要有吃苦精神。1965 年运城县组织的赴晋南贫困山区吉县、乡宁县的医疗队中有了他的身影，他除了防病治病外，始终坚持不断地进行单方、验方的收集、整理和对民间中医特色医疗的学习、整理。1969 年，他被派往运城县安邑医院开始了十年基层的医疗实践、学习。身背小药箱走街串巷，既送医送药，又向民间中医不断学习。对白天上班在门诊遇到不懂的问题，夜晚要寻找书籍、查资料，有时还得从安邑赶回运城县城内找人、找书。不断增多的读书笔记、学习卡片，丰富着日益成长的畅达的学识！耐得住寂寞，心中必有梦想！1974年幸运之神降临在畅达身上，他走进梦寐以求的北京中医学院，补上他上大学的愿望！在这里，已有15年中医系统学习和实践积累的畅达如鱼得水，任应秋、程士德等名家很快就发现他的与众不同，这样他受名师指点的机会自然多于他人。而经历了15年晨起背书不间断、夜晚查书解疑难的他，坐在宁静的书桌前重新系统地看着《内经》《伤寒论》《金匮要略》《温病条辨》《中医各家学说》时，那种特有的熟悉、亲切从心底油然而生！"古今之成大事业者，非唯有超世之才，亦必有坚忍不拔之志"，如果说1959年学中医是无奈中的必然的话，在北京中医学院的学习则成为"众里寻她千百度"的自然结果。梅花香自苦寒来，在长期的跟师中，我们发现畅达老师的中医情结、中医能力来源于日积月累地学以备用、反复实践地学以致用；来源于处处有我师、事事有学问的求学精神。当年他为读通经典，翻查字典写厚的记事小本成为《医经难字诠释》一书的最初草稿。他认为学经典，一要读音识字，二要辨义通句，三要理解医理。读音识字是基础，辨义通句是难点，是能力，理解医理是目的。在辨义通句过程中涉及的古汉语知识相当广泛，如文字、词汇、语法、词义辨析都是正确理解医理的前提，这些知识的积累只能靠实实在在地用功夫，来不得半点虚假，也没什么捷径去走！当年他学办运城县医院院刊，从刻蜡版、搞校对到撰稿组稿，奠定了他良好的文字功底和严谨缜密的思维方式，成就了他治学的牢固基础；在基层面对缺医少药的民众，他反复体验着中医简便廉验的显著疗效，如鬼箭羽（当地俗称四棱草）治疗前列腺疾患、冰糖加胡桃仁治疗泌尿系结石、重用枳实宽肠通腑治疗痔疮、向日葵茎髓治疗妇科带下病等民间方法，反复使用，屡用屡效。10 年的学习积累加上 10 年的基层实践，他把人生最美好的光阴 20 年都用在了中医的学习实践上了。在大量的病人诊治过程中，畅达不断地在思考同样的方药为什么用在这个病人身上管用，用在那个病人身上疗效又不那么显著？一次次的观察、一次次的总结，让他不断在实践中追寻着肯定、否定、否定之否定的逻辑规律。当他观察到大茴香籽中毒在两个患者身上发生，撰文总结被杂志选中发表。在安邑工作的 10 年，由于勤奋与天资聪颖，为患者诊治疾病的临床疗效显著，让他名扬乡里。20 世纪 70 年代初期，我家中一位长辈因病医治无效，病重寻医，听人说安邑有一位好中医，于是跟随躺在平板车上的老人第一次领略畅达老师细致周到的诊治风范，那时虽还与畅老素不相识，但他出门相送的身影和就医后老人缓解了病痛已深深刻在我幼小的脑海中。

三、三尺讲台，桃李芬芳

1978 年从北京中医学院毕业的畅达来到了运城地区卫校中医教研室工作，开始了他 10 年一边教书育人、一边临床工作的中医感悟当中。三尺讲台的辛勤耕耘，让他从自己学到教学生，从自己点滴积累到系统学习，从勤勤恳恳、诲人不倦地对中医的探求升华为对中医精髓的研究！中医怎么讲才能使只学过白话文的学生能早点听懂，深奥的理论如何用浅显通俗的方法正确表达；取类比象的说理方法，"五行"金、木、水、火、土，就是古时的五种"元素"，相生、相克好比"化学"反应；在不断的揣摩与研究中启发学生的悟性，渐渐地，他越来越重视引导学生学中医必须先继承中华文化，不然中医便成无源之水，无根之木！为此他借阅了运城市所有 13 个县的县志，撰写出《河东中医药史略》。随着教学阅历的增加，每有感悟就记于笔端，一篇篇教学心得、学术论文的发表，一部部中医教材出版发行，无声地记载着他的园丁历程。十年的讲坛生涯让畅老桃李遍布三晋大地，乃至华北各省。1984 年畅老荣获山西省卫生厅颁发的优秀教师奖！教学期间，畅老主编乡村医生培训教材《中医学》，编审《运城地产中草药》。这十年内畅老除了教学，还坚持到运城卫校附属医院、运城血液病医院、运城的许多乡镇医院去出门诊，坚持临床实践，服务一线患者，积累了大量临床第一手资料。他教出的学生有的成了博导、硕导，学有建树。

四、学擅《伤寒》，汤方辨证

畅达先生学习中医虽博览群书，然对经典《伤寒论》则情有独钟，从初学的死记硬背到融会贯通，从字句断读到经文释义，从一药一方的考证到临床的具体使用，从点滴积累到学验俱丰，从一方一证的心得体会到学术思想的产生、提出，他对《伤寒论》的学习、运用、研究不断深入、升华。《伤寒论中枳实名物考》《伤寒论药物中非衡器计量的初探》《伤寒论教学应注意原文笔法》等一批有关《伤寒论》的论文相继发表，他的学术论文中有关《伤寒论》的文章多达 20 余篇。他对中医经典了如指掌，对《伤寒论》更是烂熟于心，在临证中经典条文信手拈来，恰当、灵活的运用常常妙笔生花，如：一女性患者，52 岁，因情志不遂，心胸烦闷，终日难以入睡，汗出不止，忽冷忽热，时有胡言乱语；虽多方求医，病不愈。畅老诊视，思考片刻，随口诵出"伤寒八九日，下之，胸满烦惊，小便不利，谵语，一身尽重，不可转侧者，柴胡加龙骨牡蛎汤主之"。都是他学习、运用、研究《伤寒论》的具体佐证。《伤寒论》确立的辨证施治思想是中医精华所在，在对《伤寒论》不断剖析研究之后，畅老把研究的重点瞄准了《伤寒论》辨证思维方法上来，确立了"抓主症、识病机；辨兼症，识变化；《伤寒论》中的顿悟——直觉思维；汤方辨证与方证对应之间的关系"等研究方法与范畴。从 1987 年"汤方辨证"概念的提出到 2000 年《汤方辨证与临床》一书的完成，畅达用十余年的实践不断完善、验证着这一思维方式的科学性、可行性、适用性、实用性；从实践到理论，再用这一理论指导临床，终于，汤方辨证的思维方式成为一种与六经辨证、脏腑辨证、卫气营血辨证应该放在同一地位进行学习、研究的辨证思维方法，作为这个学术思想集中的体现，无论该书的不断再版，还是省市全国学习班上传来的好评，以及越来越多中医同道具体运用这种辨证思维方法诊治疾病，都是对畅老先生这一研究成果最好的回报。国医大师王琦教授在为《汤方辨证及临床》一书所作的序文中说："该书明确提出了'汤方辨证'的概念，使之进入理性研究层次，我以为该书付梓，无疑有助于揭示仲景学术的真谛，有助于丰富中医的辨证论治体系，亦必有助于辨证思路的拓宽与中医临床医学的发展。"这是对该书的学术价值的充分肯定。

　　同时畅达先生认真思考：一个高水平的中医临床人员应该具备哪些素质？怎样才能使中医的后学者更好地学习中医，能让人在浩瀚的中医典籍中执简驭繁，学有要点，学有途径？他在要求学生广泛阅读中医经典的同时，精读《伤寒论》，认真研究汤方辨证思维方法在《伤寒论》研究中的地位，并在临床实践中进行印证；反复经历着实践、理论、再实践，最终上升到理论的过程。如对"无证可辨"的问题思考，20世纪末到本世纪初国内乙肝流行，乙肝病毒携带者（病毒复制）和轻度肝功能异常的人往往无临床自觉症状，中医临床过程中问诊受到限制，畅老就认真从望色、脉诊上发现蛛丝马迹，总结临床规律，《临床无证可辨的思维方法》一文集中体现着畅老在辨证方法学上的思考。近年来，科学技术迅猛发展，对新理论、新技术、新材料、新设备不断涌现，一方面，畅老迅速学习、熟悉、掌握、使用着这些新东西，同时他又在考虑如何继承、发扬中华优秀文化，如何继承、发扬中医文化精髓？经过反复思考、研究，畅老认为中医区别于现代医学的精华在于辨证施治，而辨证施治的要点又在于思维方式，畅老的《中医辨证思维要略》一书的付梓，从哲学的角度回答了在当今社会中医应该继承、发扬的中医精华所在。著名中医学者，南京中医药大学黄煌教授在为《中医临床思维要略》一书的序文中如是说："前几年，他曾著《汤方辨证及临床》一书，这是对张仲景临床思维的核心'汤方辨证'所做的一次成功探索。这次他的新著《中医临床思维要略》专论中医临思维方法，理论的阐述更多，也更深入。书中有对中医临床思维的哲学思考，有对中医临床思维的优势及其存在问题的探讨，有以古今名医医案为例对中医临床思维方法的具体应用的说明，还有对内科临床常见病的辨证思维基本程式的阐述。全书视觉新颖，贴近临床。"可谓是对该书全面的概括和评价。

五、大医精诚，服务大众

1988 年畅达来到运城地区（现运城市）中医院任业务副院长直到 2004 年退休。期间畅老规划医院业务发展方向，促进发挥中医特色，他连续多次组织中国中医研究（科学）院的名医、学者到运城讲学、门诊、查房以带动医院业务发展。记得有一年初秋出现大量腹泻病人，中西药物治疗显效缓慢。畅老临床仔细研究后认为是暑湿外袭，法当清热祛暑，拟藿香正气散加减大量售出，患者大多两三剂痊愈。药价之便宜、疗效之迅速一时轰动。还有一次，畅达应邀到运城地区人民医院外科会诊一位胆结石术后患者，结石去除后，右胁下出现一个包块，疼痛剧烈，畅老诊其舌质瘀暗、脉弦紧有力，辨为肝郁气滞，以四逆三金汤加大黄一剂而愈，让玩惯了刀子的外科医师也刮目相看！他用一次次让人首肯的临床疗效验证中医的博大精深，同时自己也声名鹊起！找他看病的人越来越多，每次出诊都门庭若市，长年的辛苦劳作让他累倒在工作一线。1994 年心脏病康复不久再次返回临床工作，坚持为病人服务。当医务工作被过度市场化，不少人只顾经济效益之风盛行时，畅老又时常提醒学生们要耐得住寂寞、守得住底线！医者仁心是医家本分！1997 年，畅达被人事部、卫生部、国家中医药管理局联合遴选为全国第二批老中医药专家学术经验继承工作指导老师，经过考核确定李祥林、南晋生为他的临床经验学术继承人，在其后的 3 年中，畅老手把手地指导两位学生的临床实践技能，提高临床疗效。那时为了验证四棱草治疗前列腺疾患的可靠性，他领着两个学生翻山越岭，从植物上分辨出当地俗称的四棱草就是鬼箭羽，并通过大样本的临床研究证实鬼箭羽除了破血、通经、杀虫、散结作用外，还具有良好的清热解毒作用。在中医院工作期间，他还主持了"溶石疗法治疗胆结石"的科研项目，在开发排石、溶石方药上进行了有益的探讨、研究。

六、老骥伏枥，情洒南国

2004 年退休后，应广大患者的需求，畅达先生仍在运城市中医医院继续坚持每周两次坐诊。2011 年畅老应广州中医药大学主办的全国经方研讨会邀请到广州讲学，会上精湛的学术讲座和会诊病人的显著疗效深深地打动了到会的海南省中医院的学者和院领导，他们盛情邀请畅老到海南指导工作。从那时起，为了让他的学术思想广为传播和发扬，畅老不顾年事已高，每年到海南省中医院的疑难病门诊坐诊，进行临床查房，开展学术讲座。他用浓厚纯真的中医情结和传统的中医思维方式影响青年医生，使他们成为真正的中医传承者。2011 年经国家中医药管理局批准"畅达名老中医传承工作室"成立，畅达先生不遗余力地将其所学传授于年轻一代中医，形成了眩晕、不寐、黧黑斑、哮病、肺胀五个中医诊疗方案，2012 年名老中医传承工作室举办了省级汤方辨证运用培训班，2013 年 10 月举办了国家级中医药继续教育项目畅达学术思想与经验交流研讨班，进一步推广了畅达先生汤方辨证的学术思想。2015 年 9 月"畅达名老中医传承工作室"通过国家中医药管理局的检查验收，2015 年《中国中医年鉴》收录了畅达名老中医的事迹。

第二章 《伤寒论》研究集萃

　　成书于东汉末年的《伤寒杂病论》奠定了中医辨证论治的基础，古往今来中医学者、临床大师研究《伤寒论》者群星灿烂，畅达先生也以毕生的努力，汇聚于群星之中。在五十多年的中医临床生涯中，对《伤寒论》的学习、研究是畅达先生中医理论功底的重要组成部分，小至一味药物的具体考证、一个方药的临床应用、一个汤方的煎煮方法，大到《伤寒论》的辨证思维方式，无所不及。系统地回顾、整理其研究成果，会让我们去感知一位名中医的理论和临床能力的提高过程，会让我们把握一位伤寒大师的中医临床思维脉络。

一、《伤寒论》中枳实名物考

　　枳实与枳壳均系芸香科植物酸橙的果实。枳实为幼果，枳壳则为将近成熟果实的皮壳。其采集时间、性味、功用均有所不同。但两者上古不分，均以枳实名，仲景在《伤寒论》中所用究系何物？

　　畅达老师对《伤寒论》中所用枳实究竟是当今中药方剂中的枳实还是枳壳进行了详细的考证。他指出：

1. 上古枳实、枳壳不分

　　《伤寒论》是现存最早将枳实组合入方的医籍，六朝以前的医方，唯有枳实，无枳壳，至魏晋以来始分实壳之用。枳实与枳壳虽同出于一木，但其功用大同中尚有小异。《雷公炮炙论》中已明确指出："枳实、枳壳性效不同。"缪希雍在《本草经疏》中更清楚地辨别云："枳实形小，其气全，其性烈，故善下达；枳壳形大，其气微，其性缓，故其行稍迟。"

2. 枳实之"实"当指熟果

枳实命名依"枳为木名，实为其子"而立，由于实有充实、充满之意，所以古人对成熟之果实、种子方称之为实。《神农本草经》中以实相称者有柏实、槐实、鸡头实与枳实四种，《名医别录》中以实相称者则达32种，以其所载采集时间可以看出这些以实相称者均系成熟的果实。因此可以认为魏晋以前所用之枳实当系枳的成熟果实。至于枳实、枳壳之称，乃是壳实分用时视其形状而定的。幼果称枳实，成熟果实去瓤及核后，仅留皮壳，故称枳壳。因此可以看出虽同为枳实一名，但所取"实"的含义却不同，魏晋前取果实之意，而之后则取虚实之实意。

3. 从采集炮制上分析汉时之枳实当为现在之枳壳

对《神农本草经》和《名医别录》中枳实的采集、炮制方法的考证，说明汉时所用枳实与当今所用枳壳实为一物。

4. 若用当今枳实作为《伤寒论》中的枳实不符合用药法度

《伤寒论》中的枳实是用非衡量器计量的"枚"作为计量方式计量的，1枚相当于现今的枳实近1.88g，《伤寒论》中所用最大剂量为5枚，近9.4g，不符合张仲景承气峻剂攻下的用意，并进一步指出，若把汉时的枳实作为现今之枳实的话，三承气汤中的药物配比不合法度。最后考证、研究得出《伤寒论》中所用枳实实为当今所用的枳壳。

（详见《中国中药杂志》1989 年 7 月第 14 卷第 7 期第 59~60 页）

二、对《伤寒论》中非衡器计量的药物计量研究

古今研究、注解《伤寒论》者无不重视其中药物的计量变化问题，《伤寒论》中有半夏、枳实、附子、杏仁、赤小豆、吴茱萸等 28 味药物是以量器或个数计算的，与现在的习惯计量方法不同，给临床应用和研究带来一定的困难。畅老分别对《伤寒论》中以容积计量的药物和以个数计量的药物、毒性药物一一进行测试，测试结果见表 2 - 1、表 2 - 2。

表 2 - 1 《伤寒论》中以容积计量药物的测试结果

药名	《伤寒论》中原量	柯氏换算法		二版教材换算法	
		折合毫升数（mL）	测试结果（g）	折合毫升数（mL）	测试结果（g）
半夏	半升	100	55.7	35	19.5
	2 合半	50	27.8	17.5	9.75
杏仁	1 升	200	107	70	37.1
	半升	100	53	35	18.6
赤小豆	1 升	200	178.5	70	62.4
吴茱萸	1 升	200	75	70	26.3
	2 升	400	150	140	52.6

续表

药名	《伤寒论》中原量	柯氏换算法		二版教材换算法	
		折合毫升数（mL）	测试结果（g）	折合毫升数（mL）	测试结果（g）
芒硝	半升	100	85	35	29.8
	3合	60	51	21	17.4
	1升	200	170	70	59.5
香豉	1升	200	117	70	41
	4合	80	46.8	28	16.4
	2合	40	23.4	14	8.2
	1合	20	11.7	7	4.1
葶苈子	半升	100	66	35	23.2
麻仁	半升	100	62	35	21.7
	2升	400	248	140	86.8
麦冬	1升	200	143	70	50
薤白	3升	600	201	210	70
粳米	6合	120	103	42	36
	半升	100	86	35	30
	1升	200	172	70	60.2
蜂蜜	7合	140	175	49	64
	1升	200	252	70	88
胶饴	1升	200	340	70	119

注：表中的"二版教材"指《伤寒论讲义》第二版，1961年由人民卫生出版社出版，成都中医学院（现成都中医药大学）邓绍先主编。

表 2 - 2   《伤寒论》中以枚（个）计量药物的测试结果

药名	《伤寒论》中原量（枚）	测试结果（g）	药名	《伤寒论》中原量（枚）	测试结果（g）
大枣	30	105	栀子	14	14.6
	25	87		15	15.4
	15	52	水蛭	30	78
	12	42		20	52
	10	35	虻虫	30	3.7
	6	21		20	2.3
	5	17		50	15.2
	4	14	桃仁	25	7.6
附子	1	3.4		20	6.1
	2	6.7	乌梅	300	450
	3	10.3	瓜蒌	1	46
半夏	14	12.5	石膏	鸡子大1枚	40
杏仁	70	24.6	竹叶	2 把	24
	50	17.7	枳实	5	72.3
	40	13.7		4	27.9
	24	9.5		3	42
	16	6.2			

　　以上数据为我们临床准确使用经方、保证临床疗效提供了坚实的支撑（详见《中成药研究》1985 年第 8 期，第 44 ~ 45 页）。

三、对《伤寒论》方证的使用经验

畅达老师对《伤寒论》方证的使用准确、精当，效果如鼓应桴，其疗效的确切与其对《伤寒论》经方的深刻理解和准确、灵活的使用密不可分，临床验案难计其数，现仅选畅老早年使用五苓散治疗肾盂积水医案以窥见畅达先生使用《伤寒论》方证的思维方式。

王某，女，33岁，1987年4月24日初诊。症见腰部酸疼，休息时加重，活动后反见减轻，下肢浮肿，头昏，心悸。四个月前经B超检查确诊为：①两肾结石；②右肾盂积液。治疗前再次B超检查，诊断同前，且左肾盂亦发现积水指征，左肾9.6cm×4.2cm，右肾10.4cm×5.2cm，肾盂内可见2cm×3cm无回声暗区。查舌质淡红，边有齿痕，舌苔薄白，脉沉弱，证属阳虚不化，水液停蓄，治以健脾补肾，温阳化气利水。拟方：桂枝、泽兰各15g，益母草、茯苓各30g，猪苓、泽泻、白术、枸杞、川续断、炒杜仲各12g，金钱草60g。本方连服10剂后，B超复查，肾盂回声暗区缩小，左肾为1cm×1cm，右肾为1.6cm×1.4cm。继用上方加冬葵子12g，车前子15g。连服23剂后，腰部酸困疼痛基本消失，1987年6月15日再次做B超复查，两肾内原有的强光团回声及无回声暗区消失，提示结石排出，肾盂积液消失。随访一年，未见复发。

肾盂积水，属中医蓄水病范畴。水为至阴，其本在肾，其制在脾，其标在肺，凡水之为患，均与肺、脾、肾三脏有关。本例以腰部酸困疼痛、下肢浮肿为主症，乃肾阳虚弱、膀胱气化不利、水液停蓄所致，治用温阳化气利水之五苓散为主方，且加枸杞、杜仲、桑寄生，既补肾虚以治病之本，又强腰脊以疗腰疼之标。更加泽兰、益母草以逐久病之瘀，又见利水之功。药证相合，不但肾盂积水得除，且结石亦随之排出，患者免除了手术刀伤之苦。

四、对《伤寒论》中解表剂煎煮方法的见解

对解表剂的煎煮方法，现在的《中药学》和《方剂学》教材均说明不宜久煎，畅达老师对《伤寒论》中的解表剂与泻下、和解、清热、利水、理气、温里、补益剂以加水量和缩减水量来计时进行研究，加水量越多，煎取量越少则煎煮时间越长，加水量越少，煎取量越多则煎煮时间越短，经过以上剂型的测算比较，解表剂煎煮时间并不比其他类型的方剂的煎煮时间短，从而说明《伤寒论》中的辛温解表方药应当久煎，而治疗温热病的辛凉解表制剂因药辛凉轻清，不耐煎煮，煎煮时间应短。

（详见《山西中医》1987 年第 8 卷第 2 期第 40 ~ 41 页）

五、太阳中风非表虚证

畅达老师在研究《伤寒论》中有关太阳中风的内容时，认为太阳中风与太阳伤寒虽然在病因、病机、脉证、治法、方药等方面有所不同，但均是风寒袭表，正气奋起抗邪的表实证，而非表虚证。其述如下：

1. 表虚证提法不合仲景本意

在《伤寒论》太阳篇中，只有中风、伤寒之名，而无表虚证、表实证之称。至于虚、实，张仲景在《伤寒论》中多次提到，对虚证的成因、脉证以及与实证的鉴别都有

明确的论述。如第60条"下之后，复发汗，必振寒，脉微细，所以然者，以内外俱虚故也"。第70条"发汗后，恶寒者，虚故也，不恶寒，但热者，实也"等。第114条"太阳中风，以火劫发汗，邪风被火热，血气流溢，失其常度……阳盛则欲衄，阴虚小便难，阴阳俱虚竭，身体则枯燥……"是太阳中风误火而出现的变证，可见太阳中风在误治之前并非虚证。

2. 太阳中风与虚证的脉因证治不符

就虚实而言，虚指正气不足，脏腑功能衰减；实指邪气过盛，脏腑机能活动亢盛。虚证和实证虽有正气不足和邪气过盛的本质区别，但正和邪、虚和实之间是相互联系，相互影响的。在临床中纯虚证虽可看到，但纯实证却是没有的，也就是说，凡是邪气侵入人体形成邪气盛的实证，人体正气也同时处于相对虚的状态。所谓实证，是指邪气过盛侵入人体，正气犹能抵抗，未至亏损的程度。由此，辨别疾病虚实属性的关键，在于抓住病机中邪正斗争的主要方面。那么，太阳中风究属虚证还是实证？分析如下：

（1）病因、病机：虚证的发病，多由先天不足或后天失养，如饮食失调、七情所伤、房劳过度、久病及失治、误治等损伤正气而成。实证则是邪气盛，正邪相争，或痰饮、水湿、瘀血等停留体内，阻滞脏腑气机而成。太阳中风的发病，是由外邪侵入，营卫不和，正邪交争所致。其病因、病机与实证相同。如果说太阳中风因发病与素体腠理疏松、卫气不固有关而被称为表虚证，那么一切外感疾病均应称之为虚证而无实证而言。因为没有人体卫外功能的相对低下，外邪是不可能侵入人体的。值得注意的是，在辨别病情虚实时，应以其病机中邪气盛或正气虚谁是主要方面为标准。

（2）脉证：太阳中风之发热是由外邪入侵，正邪交争所致，头项强痛由风寒邪气阻滞经络而成，脉浮是正气抗邪向外的表现，风性缓散，汗出肌疏则脉又兼缓，此处之缓，是与（浮）紧脉相对而言，是宽缓柔和之象，非指至数言，不同于脾虚湿盛的缓脉。汗出、恶风常是用以说明太阳中风为表虚证的立论根据，但实质上与卫阳虚弱的汗出恶风似同而实异。表虚证是由卫阳虚弱，肌表失于温煦而恶风，汗孔失于固摄而汗出，病属内伤，病程较长，肌肤欠温，易感风寒，非施温补不能愈。太阳中风因伤于风寒，表卫被伤，不胜风袭则恶风；风性开泄，卫气为风邪所伤，但开而不合则汗出，病属新感，病程较短，伴见发热、脉浮等，唯用解散病方除。前者因正气虚所致，后者主要由邪气实而成，二者迥然不同。

（3）治法方药：《内经》云："虚则补之，实则泻之。"这是中医对虚证和实证的基本治疗大法。如果说太阳中风确属表虚证，当用扶正益气固表之法来治疗。但《伤寒论》中太阳中风的治法是解肌祛风，调和营卫，是以解散外邪为主的治法。桂枝汤中用桂枝宣通卫阳，驱散风寒；生姜佐桂枝发散风寒以解肌，芍药滋养营阴，大枣、甘草益气调中。方中虽有补益之品，但整个方中却显然是以祛风散邪为基本组方原则的。仲景立桂枝汤是为解散表邪而设，在《伤寒论》的许多条文中都是以桂枝汤发汗解表的，如第57条"……可更发汗，宜桂枝汤"，第371条"……温里宜四逆汤，攻表宜桂枝汤"等。如果太阳中风为表虚证，药用附子、黄芪、玉屏风散之类会如何呢？如此定使表邪不得解散，内陷化热变生他证。

综上所述，畅达先生认为，太阳中风并非表虚证，宜称太阳中风或桂枝证为好。

（详见《吉林中医药》1984 年第 5 期第 47 页）

六、对《伤寒论》研究方法的探讨

畅达老师在学习、研究《伤寒论》过程中大量阅读、研究历代注家对《伤寒论》的研究和注释，对《伤寒论》注释过程中出现分歧的原因从客观和主观两方面进行分析，并提出了《伤寒论》研究的方法和主张。

（一）《伤寒论》注释过程中出现分歧的客观原因

1. 简牍散乱，传抄有误，流传版本不同

《伤寒杂病论》成书于公元 200～210 年间，时值三国战乱，故至西晋时简牍已几经散乱，由太医令王叔和收集整理，重编才得以流传，然错简脱漏已在所难免。此后八百年间的流传全靠辗转传抄，至宋·至平年间才被刊印，传抄中的错谬差误更不可免，流传版本文字亦常有不同，迄今《伤寒论》流传的版本就有宋本、长沙古本、桂林古本、康平本、康治本等多种。由于注家所依据的版本不同或校勘水平不一，故造成了注释的分歧。

2. 某些概念隐晦，前后含义不一

张仲景在《伤寒论》中对一些概念的内涵和外延并未做准确的限定，而这些概念在当时又有多种不同含义，时过境迁，仲景当时究竟从哪一种意义上立论令人难测，故后世注家作出多种多样的解释。另外，论中即使同一概念，在前后条文中含义也不同。如"阳明病"一词在阳明篇大部分条文中是指具有胃家实特征的实热证，然在少数条文中，如第199条却是指胃中虚冷的胃肠病。这也是注释分歧的原因之一。

3. 文法特殊，语词用法不同

古汉语中一些虚词有多种用法，对虚词用法的不同理解，就会引起文义注释的分歧。如"而"字，既可作并列连词解，亦可作递进连词解，二者含义不同。如"太阳之为病，脉浮，头项强痛而恶寒"，文中的"而"如作并列连词解，"恶寒"一证和其他脉证在太阳病提纲中具备同等重要的意义，如作递进连词解，"恶寒"可释为"而且一定恶寒"。

句读不同也会造成文意理解的相异。如第34条在"表未解也"后标以分号还是逗号，解释就完全不同。标以逗号，则全条文均属于太阳表邪未解，内迫大肠的三表七里证，治用葛根黄芩黄连汤；标以分号，则全条文有两层含义：前部分是表邪未解，内迫大肠的葛根汤证；后部分是表邪已全部入里化热的葛根黄芩黄连汤证。第34条历来争论之点也正在于此。

《伤寒论》在修辞手法上有特殊的句法结构。如常用"省文""举宾略主""插叙""倒叙""排比、对偶"等。如第67条，文中采用倒叙笔法将"茯苓桂枝白术甘草汤主之"列于句末，有的注家则按原来语序将"发汗则动经，身为振振摇者"也作为苓桂术甘汤证，显然不妥。故因修辞手法而引起的注释分歧亦占一定比例。

（二）《伤寒论》注释过程中出现分歧的主观原因

1. 过高评价，不能正确对待《伤寒论》

仲景被历代医家尊为"医圣"，故有的注家认为《伤寒论》中凡错误或解释不通之处皆是王叔和编次所掺入，而仲景是不会错的。这就必然导致对条文强加解释或对原文任意增减，致使一些注本前后不能照应，不能一理贯通。

2. 缺乏综合分析，立论失于片面

《伤寒论》是仲景在当时的医学理论指导下写成的。因此，只有从多方面综合分析、考察，才有助于产生比较正确的认识，而历代一些伤寒家的研究方法往往是根据自己在某一个时期、某一个方面的认识和经验来注释条文，离开了《伤寒论》的思想整体就难免失于片面。

3. 移花接木，以注家阐发的观点代替原著内容

一些注家基于归纳和解释条文的需要，把一些《伤寒论》未曾提到的概念强加给仲景，沿相承袭，并把这些概念作为《伤寒论》的内容进行争论，致使疑窦百出，千百年不得澄清。如蓄血、蓄水、经证、腑证等皆是。

4. 繁琐考证，不能兼通文理、医理

有些注家不能既精于校勘、训诂，又长于医道。故在校勘考证《伤寒论》中纯粹应用繁琐的文字考证方法进行研究，与中医基本理论和临床实践相脱离，致使某些论述对临床并无多大指导意义。

5. 重复劳动，缺乏新的创见

历代注家及现今部分治伤寒学者所争论的问题中，不少是古人早已阐发过的观点，不过是旧事重提，花样翻新，论证的方法与根据和古人并无二致。如此反复争论，既于

后人无益，亦于伤寒学无补，分歧亦不会因之而得以解决。综上，《伤寒论》注释分歧的原因是多方面的，只有不囿于成见，采用新的研究方法进行多学科的综合研究，一定会统一认识，将《伤寒论》的研究推向新的高度。

（三）畅达老师在《伤寒论》研究上的主张

1. 从原文着手：不为注家所束

历代注家对《伤寒论》的研究做出了巨大的贡献，《伤寒论》之所以具有这样重要的学术地位，除其本身的价值外，与历代医家不断阐述、发挥是分不开的。认真总结前人的研究经验，无疑具有重要意义，但一些问题之所以越搞越复杂，正是由于注家的片面阐发，致使众说纷纭。因此研究《伤寒论》要以原著为对象，要提倡独立思考，不为注家意见所束缚；要忠实原文，不任意删改；要紧扣原文，不任意发挥；要从整部《伤寒论》看问题，不局限于一条一句；要注意条文之间互相对比，不要孤立理解。这样才可以在反复学习中领会仲景的本义。

2. 不打文字仗，揭示辨证真谛

仲景学说的核心就是辨证施治理论和理法方药相统一的原则。因此，研究《伤寒论》首先在于从条文方证中揭示其辨证施治规律。抓住了辨证施治精神，就抓住了仲景学说的真谛。许多著述者着眼点集中在个别文字的争论上，这样的争论非但无益于掌握仲景思想之真谛，而且也不会将这些争论千年的问题最终搞清。对《伤寒论》注释已经做得很多，如现在仍停留于此，没有什么新的意义。应该在条文的综合分析中探讨其诊断治疗规律和具体方药应用大法，这样才有利于仲景学说的继承和提高。

3. 改弦易辙，以新的方法解决千古疑窦

学术争鸣本有益于学术的发展，但一个问题争论千余年而无定论，不能不使人联想到两个问题：一是有些问题是否有争论之必要，争论它对中医理论的发展，临床研究到底有多大价值？二是对这些问题的研究方法是否正确？不可想象一千多年来围绕在原文解释上的争论，用与前人相同的方法进行研究会得到解决。因此，不应再走前人走不通的路，应在研究方法上有所改进。如从方法论角度研究，方药实验研究，临床验证等等。采用新的方法，打开新的思路，许多一直解决不了的难题，一定会有突破，人们的认识亦一定会趋于一致。但是这些新方法的采用，应按照《伤寒论》的理法，以中医基本理论为基础，否则是不会取得满意成效的。

4. 加强临床验证，丰富《伤寒论》内容

《伤寒论》是一部实践性很强的经典著作，加强临床研究是使《伤寒论》再升华的重要手段。通过临床观察深入研究它的指导思想，思维形式辨证方法，诊察手段以及证的客观动态指征等，总结方药与病证的必然联系和各个病证所包含的症状范围，探索新的给药途径，积极开展运用其法、方救治急症的研究，恢复中医治疗急危重症的优良传统，无疑会将《伤寒论》的研究推向一个新的高度。总结前人的研究经验，尤其杂病辨证论治体系的形成和温病学的崛起说明在积极继承的基础上，另创新学，是今后《伤寒论》研究发展的必然趋向。

（详见《中医药研究杂志》1985 年第 2 期，第 6~8 页）

畅达先生对仲景学说的研究没有停留在方证的应用经

验上，而是进一步通过对《伤寒论》和《金匮要略》方证的研究深入探求仲景临床思维方法。他认为仲景不仅给我们留下了辨证论治体系的基本框架，为后人树立临床辨证的规范，更重要的是他所创建的临床思维方法成为我们永远效法的思维程式。《伤寒论》和《金匮要略》中体现了：

（1）病为纲、证为目，病证结合的辨证大法。

（2）二向思维有利于从阴阳高度整体上把握病情。

（3）多端性思维为临床辨证提出多种思路。

（4）层次分析思维法层次分明，次序井然，有利于复杂病证的辨析。

（5）类比思维法简洁援比，借已知之情推求未知之理。

（6）排他思维法排除相邻无关病证，即可破疑解难。

（7）比较思维以两相对举、比较，辨真别疑。

畅达先生认为，中医临床思维方法的学习与研究，既是一般中医临床医生所应注意修炼的基本功，也是"炉火纯青"的老一辈中医临床家所应十分关注的问题。只有注意临床思维方法的总结、研究和传授，才会使中医的继承工作少走弯路，多出成果。

从以上收集整理的基本情况来看，畅达先生学习、研究《伤寒论》的过程是从对一药、一方、药物剂量、煎煮方法、证型实质的研究逐渐深入，渐渐发展为对宏观思维方式的研究的。随着对《伤寒论》研究的不断深入，他越来越感到《伤寒论》中的辨证思维方式是《伤寒论》最大的精神财富所在。在综合研究古今文献和继承前人研究经验的基础上，他大胆地提出了汤方辨证的学术观点，对于汤方辨证，下一章节做专门的整理、论述。

第三章　汤方辨证学术思想概要

一、学术思想的理论来源

　　畅老从 1959 年开始系统学习中医，先是跟师学徒，后来进入北京中医学院深造，从接触中医开始，就以临床工作为主，临床疗效成为他的治学目的，面对基层群众缺医少药，面对每天需要解决的临床实际难题，面对需要少花钱看好病的迫切愿望，在学习中医理论和中医经典过程中，他博览群书，很快便坠入对《伤寒论》的学习、研究之中。在长达 50 多年的中医生涯中，畅老一切从临床实际出发，他的中医学习、问题思考、理论研究都是围绕着对临床问题的解决，对《伤寒论》的研究具体到一味药的考证、使用，非衡量器计量药物的用计量法推算，一方一证的具体使用，直到系统地论述汤方辨证的学术思想，畅老始终围绕着加强辨证论治能力，提高临床疗效开展研究。

　　成书于东汉末年的《伤寒杂病论》奠定了中医辨证论治的理论基础，为中医临床理法方药的应用标示了规范。在中医学术发展的不同历史时期，都有许多著名医家致力于《伤寒论》的研究并取得显著成果。晋唐之间有著名的"伤寒八家"，其中孙思邈创用了"方证同条""比类相附"的方法对《伤寒论》进行研究，这种研究方法开后世以方证类研究之先河。时至金代，著名伤寒学家成无己列举《伤寒论》中五十个常见的主要症状进行类症鉴别，其于定体、分形、析证、明理颇有独到见解，为后世伤寒学的注释学派树立典范。明清以降，辨证论治学派的思想对畅老影响更大，这些医家着眼于对张仲景《伤寒论》辨证论治规律探讨和发挥的思想，深深吸引了畅老。辨证论治学派认为不必在孰为仲景原著，孰为叔和所增方面争论不休，而应当在发扬仲景心法上下功夫。其中以柯琴、徐大椿为代表的"以方类证"和以尤怡、钱潢为代表的"以法类证"都对畅老以后的"汤方辨证"思想产生积极的影响。畅老提出的汤方辨证的"汤证"一词虽仿于《伤寒论》，但柯琴在其《伤寒来苏集》中指出"仲景之方，因证而设……见此证便用此方，是仲景活法"则使汤证的概念更加明确。他在《伤寒论附翼》中，从辨证论治的角度采用了证以方名，方随证附，以方类证的编写方法使方证紧密相依，这样便建立了"证因方名""方因证立"的内在联系，则使汤方辨证的临床应用更加成熟。畅老在学习先辈论述后，系统地提出了"汤方辨证"的理论体系，使汤方辨证概念更加明确，理论阐述更加详尽，临床应用更加完备。汤方辨证是畅老学习、研究《伤寒论》的重要成果，"汤方辨证"是方证对应的进一步升华。汤方辨证强调方证内在的病机，注重分析疾病的主要矛盾，从整体上把握疾病的全过程，是中医临床辨证的一个重要的思维模式。汤方辨证不仅适用于经方，也可推广用于后世方药。

二、汤方辨证的概念

汤方辨证，又称方剂辨证、方证辨证等，畅老在《汤方辨证与临床》一书中明确提出了汤方辨证的概念："汤方辨证是以方剂的适应病证范围、病机、治法、禁忌证等相关内容为框架，对疾病的临床表现、体征及其他相关资料进行辨析的辨证方法。辨证的结果不仅包含了患者病证与方证在症状、舌脉上的统一，而且还包含着病证的病因、病位和病机等方面的内容。"

三、汤方辨证是学习、研究《伤寒论》的重要成果

成书于东汉末年的《伤寒杂病论》奠定了中医辨证施治的基础，两千多年来其理论体系、治则治法、具体方药一直指导着我们的中医临床，学习、运用《伤寒杂病论》成为培养一个中医师必不可少的内容。两千多年来，对《伤寒杂病论》的研究、发挥，成就了一代又一代的名医大师。20世纪80年代全国第二批名中医畅达先生在研究《伤寒杂病论》的基础上提出了"汤方辨证"的概念，并与李祥林、南晋生共同编著出版了《汤方辨证及临床》一书。进入21世纪后，"方证辨证""方剂辨证"研究则迅速展开且方兴未艾。在继承学习畅老先生学术思想的过程中，我们深刻体会、理解并运用畅老的辨证思维体系，深感汤方辨证是一个与六经辨证、八纲辨证、脏腑辨证、卫气营血辨证、三焦辨证具有同等重要意义的辨证方法。

辨证论治是中医的最大特色之一，也是中医学的精华所在。医圣张仲景的《伤寒论》是辨证论治的鼻祖，畅老

认为辨证论治的目的在于探求疾病的本质所在，并借以指导立法、处方、遣药而治疗疾病。为了对疾病进行针对性的治疗，我们在辨证时就不能只是就疾病的表里、寒热、虚实、病性、六经等笼统地划分，而应最终辨识出病证与方药的关系，才是辨证全过程的结束。即辨证论治分为辨证与选方两个阶段。如《伤寒论》第149条"伤寒五六日，呕而发热者，柴胡证具，而以他药下之，柴胡证仍在者，复与柴胡汤……"这一条可以说是《伤寒论》识病选方的典型例证，也就是我们讲的"汤方辨证"思维模式的核心。

在《伤寒论》397条原文中，有261条与汤方辨证内容有关，《伤寒论》中体现汤方辨证的思维形式是多样而详尽的，大体归纳为以下几种情况：①先叙述症状，再提治法方药，这块占到条文的50%以上，如《伤寒论》第13条"太阳病，头痛，发热，汗出，恶风，桂枝汤主之"；第74条"中风发热，六七日不解而烦，有表里证，渴欲饮水，水入即吐者，名曰水逆，五苓散主之"。②先指出汤证机理，再描述症状者，最后指出治方药，如《伤寒论》第173条"伤寒胸中有热，胃中有邪气，腹中痛，欲呕吐者，黄连汤主之"。③既指出汤方适应证，复指出禁忌证，且指出误治之变证，如《伤寒论》38条"太阳中风，脉浮紧，发热，恶寒，身疼痛，不汗出而烦躁者，大青龙汤主之。若脉微弱，汗出恶风者，不可服之，服之则厥逆，筋惕肉瞤，此为逆也"。④以叙述汤方误治的变证为主，并指出误治的原因及救治方法，如《伤寒论》第34条"太阳病，桂枝证，医反下之，利遂不止，脉促者，表未解也，喘而汗出者，葛根黄芩黄连汤主之"；第88条"汗家，重发汗，必恍惚心乱，小便已阴疼，与禹余粮丸"。

通过学习《伤寒论》，我们不难发现隐藏于字里行间的汤方辨证的思想，如果说六经分证属抽象的概括，而汤方辨证则属于具体的辨识，《伤寒论》以六经为纲，便于从整体上把握疾病，而汤方辨证则分层剖析，真正实现细微之处病证、病机与方药的选用。畅老认为《伤寒论》正是通过六经辨证与汤方辨证的有机结合，融理、法、方、药于一体，从而奠定了中医辨证论治的基础。

四、汤方辨证是方证对应的进一步升华

（一）方证对应或汤方与"证候群"相对应是中医辨证论治的初级思维过程

方证对应理论来源于张仲景《伤寒论》第 317 条"病皆与方相应者乃服之"，书中有"桂枝证""柴胡证"等概念，开创了"方证"之先河。临床上只要见到使用方剂的适应证就可以不拘泥于任何疾病的病名、诊断和中医证型诊断，而投该方予以治疗，其实质是在重复张仲景当年的临证经验。诚如徐灵胎所言"盖方之治病有定，而病之变迁无定，知其一定之治，随其病之千变万化而应用不爽。此从流溯源之法，病无遁形矣"（《伤寒论类方·序》)。而日本汉方医学虽也采用"方证对应"的形式作为诊疗的基本方法，但汉方医学"方证对应"的"证"可以被认为是汤方的适应症状的组合，完全不包含中医病因、病位、病性、病机等内容，这与我们的汤方辨证形似而质不同，更不能相提并论。

在中医的临床实践中，方证对应的思维模式固然重要，

但临床应用时存在一定的盲目性和局限性。对于初学者往往不能把握其"证"的内涵，只重局部、忽略整体，只重"方证"，忽略病机，例如柴胡七证有"寒热往来，胸胁苦满，默默不欲饮食，心烦喜呕，口苦，咽干，目眩"，而《伤寒论》又言"有柴胡证者，但见一证便是，不必悉具"，临证时见到心烦、呕吐即用小柴胡汤显然不妥，必须是病机属少阳枢机不利才可运用。下面是一则曹颖甫先生的医案：

《经方实验录》第三十案："若华（若华，人名，为曹颖甫之女）忽病头痛，干呕。服吴茱萸汤，痛益甚，眠则稍轻，坐则满头剧痛，咳嗽引腹中痛，按之，则益不可忍，身无热，脉微弱，但恶见火光，口中燥。"曹颖甫先生分析后认为，该病为阳明腑实证。盖病不专系肠中，而所重在脑，此张隐庵所谓"阳明悍热之气上循入脑"之证也。及其身无热、脉微弱之时，而急下之，所谓釜底抽薪也。若身有大热、脉大而实，然后论治，晚矣。处方：生大黄三钱，芒硝三钱，枳实四钱，厚朴一钱。结果若华女士服本方后约 3 小时即下，所下非燥矢，盖水浊也，而恙乃悉除，不须再诊。

此患者初诊时主症为头痛、干呕，根据《伤寒论》原文第 378 条："干呕，吐涎沫，头痛者，吴茱萸汤主之。"根据"方证对应"理论，简单、机械地把患者的主症与经方的适应证对照，就认为是吴茱萸汤证，结果不但没有效，反而加重了病情。分析其原因，还是医者重视局部，忽略整体，重视"方证"，忽略病机的原因所致，对患者头痛、呕吐的病机不清楚，也不清楚吴茱萸汤证的病机。而曹颖畅先生认为，该患者虽以头痛、干呕为主症，病所为在脑，却一下即愈，病源在肠也，此上病下取，治求其本。《伤寒论》第 243 条："食谷欲呕，属阳明也，吴茱萸汤主之，得汤反剧者，属上焦也。""伤寒六七日，目中不了了，睛不和，无表里证……急下之，宜大承气汤。"病案究其病机为阳明腑实之热上冲于脑所致，故予大承气汤通腑泄热、釜底抽薪而愈。

从上述医案可以看出，临证时不能简单地做到"方"与"证"的对应，方证对应只是中医辨证论治的初级思维过程。而汤方辨证是汤证与病证的对应，其汤证本身既包含病因、病性的辨识，也包含病位、病机的分析，即汤方辨证是以理法为根据的深层次的临床思维过程。

（二）汤方辨证是方证对应的进一步升华

1. 汤方辨证强调"抓主症"

《伤寒论》一书最大的贡献是确立了汤方相对应的证候，从而使方剂的使用规范化。畅老在此基础上更是总结、整理了《伤寒论》汤方及后世诸多方药的汤证、脉症、禁忌等内容，明确提出了"汤方辨证"的思维体系，而汤方辨证的最基本的方法是从主症入手，这与方证对应理论是一致的。

所谓主症，是指具有特异诊断价值的、能直接反映方证病机的主要脉症，主症是一组特异性症状，是一汤证区别于另一汤证的主要临床指征。如太阳病的主症是"脉浮，头项强痛而恶寒"，在外感疾病中凡见到上述病证者皆属太阳病范畴；再如《伤寒论》第 38 条："太阳中风，脉浮紧，发热，恶寒，身疼痛，不汗出而烦躁者，大青龙汤主之。"

从文中可以看出不汗出区别于桂枝汤，烦躁区别于麻黄汤，"不汗出而烦躁"是本方证的主症。

主症是辨证的关键，是最可靠的临床用药依据。汤方辨证强调"抓主症"，只有先抓主症，才符合"汤方辨证"的思维方法，才能在临证时取得最佳的疗效。如临床症见口苦、咽干、目眩、寒热往来、胸胁苦满、默默不欲饮食、心烦喜呕、脉弦，证属少阳枢机不利，胆火上炎者即可选用小柴胡汤类方进行治疗。

2. 汤方辨证更注重辨兼症、析病机

抓主症可以反应疾病中心——病机所在，但临证时由于疾病常常处在不断发展、变化中，这就要求我们在抓主症的同时更应注意疾病不同阶段的不同变化，也就是要注重辨析兼症，只有这样才能牢牢抓住病机并了解其发展、变化。

《伤寒论》第 14 条："太阳病，项背强几几，反汗出恶风者，桂枝加葛根汤主之。"此为太阳中风兼经脉不利，《伤寒论》第 18 条："喘家作，桂枝汤加厚朴杏子佳。"此为太阳中风兼喘症。《伤寒论》第 76 条："发汗吐下后，虚烦不得眠，必反复颠倒，心中懊憹，栀子豉汤主之。若少气者，栀子甘草豉汤主之。若呕者，栀子生姜豉汤主之。"从上述条文可以看出，在疾病发展的不同阶段有不同的临床证候，也有相应的病机的演变，这也是汤方辨证与方证对应的不同之处。

下面是畅老的治疗"头痛"的一则医案：

患者王某，女性，35 岁，1999 年 1 月 20 日初诊。主诉：头痛时作 8 年，加重 1 周。现病史：头痛为两侧太阳穴

处跳痛时作，多于情绪紧张、劳累、休息不好时发作，痛甚则恶心、呕吐，食欲不振，纳多则脘痞，小腹冷，大便干，3天1次。舌红，苔黄腻，脉弦。诊断：少阳阳明合病；证型：肝气郁结，腑气不通；方如下：柴胡9g，黄芩10g，半夏9g，枳实10g，白芍24g，大黄9g，川芎6g，珍珠母30g（先煎），地龙12g，小茴香15g，生石决明30g（先煎），3剂，水煎服。1999年1月22日复诊，药后头痛减轻，但梦多，舌淡红，苔微黄腻，脉弦细滑，上方加合欢皮15g，夜交藤25g，5剂，水煎服。1999年1月29日复诊，服上方后诸症基本缓解，继服上方巩固疗效。

分析该案中患者以"头痛、呕吐"为主症，按照《伤寒论》第243条"食谷欲呕，属阳明也，吴茱萸汤主之"，第378条"干呕，吐涎沫，头痛者，吴茱萸汤主之"，此为方证对应，临床有可能选择吴茱萸汤进行治疗，但详辨病机乃为肝气郁结，腑气不通，《伤寒论》第103条："柴胡证仍在者，先与小柴胡，呕不止，心下急，郁郁微烦者，为未解也，与大柴胡汤下之则愈。"患者头痛甚则恶心、呕吐，食欲不振，便干，符合小柴胡汤证兼有实热积滞，方证与病机相合，故用大柴胡汤奏效。

总之，汤方辨证讲求方证对应的同时，更强调"抓主症""辨兼症""有是机用是方"。如射干麻黄汤证的主症是"咳而上气，喉中水鸡声"，但临床上绝不能见到咳嗽、气短、喉中痰鸣就用射干麻黄汤，同样的"咳而上气，喉中水鸡声"还可见于痰热壅肺、寒饮停肺、水热互结等，而使用射干麻黄汤证本身就包含有外寒内饮的病机，所以说，抓主症、析病机是汤方辨证的主要着眼点，从主症入手，辨析兼症，分析病机是仲景辨证论治的关键所在，是方证对应理论的进一步升华。

3. 汤方辨证强调直觉思维（顿悟）的存在和运用

畅老研究《伤寒论》，提出汤方辨证思维方式的另一个主要内容是直觉思维，它的基本含义是掌握了汤方辨证思维方式后在临床上往往会表现为一时的顿悟。当经过对病情的了解后，医者立即会联想到属于某方证而直接选用某方或以某方加减使用，在这种情况下，医者并没有经过严格的逻辑证明或进行分层次的解析，去辨其属寒、属热、属虚、属实，以及脏腑定位等，而是凭直觉认定其属于何汤证，如看到干呕、吐涎沫、颠顶痛的患者，会立即联系到吴茱萸汤；遇到大热、大渴、大汗、脉洪大的患者后，会立即采用白虎汤而无需分层次地辨析其病因、病机、病位等，因为汤证本身已包含这些含义在内。当汤证明确后，这些问题也就不辨自明了，正因为此，汤方辨证在临床上具有简便、迅速的特点。汤方辨证这种思维形式并不是心血来潮，无根据的胡猜乱想，而是需要以千百次的实践经验为基础，以广博的知识为前提，以丰富的临床经验为条件，所以只有经过长期艰苦学习、思考和反复实践的医师才可能迸发出直觉思维的火花，才能够进行直觉思维汤方辨证。汤方辨证的顿悟形式是有经验医生在临床上常用的辨证方法之一，不过这限于临床常见的单纯病证，对一个复杂疾病的诊治则不能只限于此。临床实践中不可能也不应该企图始终选用一种辨证思维方法，而是各种辨证思维形式相互渗透、相互转化，而且在渗透和转化之中也常常迸发出汤方辨证直觉思维的火花。

五、汤方辨证的理论框架推广应用于后世方药

汤方辨证注重病证与方证在症状、舌脉上的统一，更强调病证的病因、病位和病机，由此形成方、证、病机相应的临床思辨方法，是汤方辨证的理论框架，只有方、证、病机对应才能更灵活地运用经方，对于后世方药的临床应用也有借鉴作用。

如胡希恕先生用小柴胡汤治疗咳嗽的医案：患者，何某，女，34 岁，1965 年 3 月 12 日初诊。咳嗽断续两年，年前感冒后患咳，四季皆作，冬重夏轻，咳嗽为阵发性，且以上午 10 点、午后 3~4 点、晚上 8 点为著，上月曾在某中医院服用中药 30 余剂（多为宣肺化痰药，如杏仁、桔梗、半夏、瓜蒌、枇杷叶、前胡等）皆未见效。近咯吐白泡沫痰，恶心，咽干，两胁胀满，舌质红，苔薄白，脉弦滑。既往有肺结核病史，胡老予小柴胡汤加减：柴胡三钱，党参三钱，半夏三钱，黄芩三钱，大枣 4 枚，炙甘草二钱，生姜三钱，桔梗二钱，白芍二钱。上药服 6 剂，咳减。上方去白芍，加枳实二钱、生龙骨、生牡蛎各四钱，服 6 剂后两胁胀满消失，继服半夏厚朴汤加减十余剂，咳平。

对于咳嗽病的治疗，后世医家多采用祛风宣肺止咳、散寒止咳、润肺止咳、清热化痰止咳等法进行治疗。细看此案，患者虽以咳嗽为主症，但兼两胁胀满，恶心，咽干等少阳证，据此病机为少阳枢机不利，故用小柴胡汤驱邪于外，邪去则咳自止。

如畅达老师治疗咽炎的医案：患者，男，1995 年 7 月就诊。以声音嘶哑、久治无效来诊，曾使用多种抗生素和

中药汤剂均未收效，来时查其咽喉并无红肿等炎症改变，症见面色㿠白，形体消瘦，舌质淡苔薄白，脉沉细无力。治宜温补肾阳，方用巴戟天 12g，肉桂 9g，桔梗 9g，柴胡 6g，牛蒡子 9g，甘草 9g　2 剂，水煎服。3 日后复诊，自述服药后咽部不再干燥，声音嘶哑也减轻，诊其脉虽沉，但较前有力，嘱再服上方 2 剂后痊愈。临床大多数医家对咽痛、咽干、声音嘶哑的辨证，多以清热养阴之法治疗，观此案一派阳虚之象，畅老辨其病机为命门火衰，心阳不足，以巴戟天、肉桂温肾于下，桔梗、甘草、牛蒡子化痰散结于上，加以柴胡疏理气机而获愈。

综上所述，汤方辨证是以辨方剂的适应证与证候所表现出来的病机是否对应为主要目的的一种辨证思维模式，是方证对应的再升华。汤方辨证理论框架不仅使用于经方，也可广泛应用于后世方药，这也是我们医者应该对此重视和推广的价值所在。

第四章　对中医辨证思维方法的思考

　　畅达老师在长期的临床实践中始终注意对中医精髓——辨证思维方法的研究，他一再强调：中医与西医根本不同之处是在不同文化背景影响下所形成的不同思维方法。他在对《伤寒论》研究基础之上产生了汤方辨证的学术思想，他还不断地对中医的辨证思维方法进行研究，不断研究、解决中医辨证过程中的新问题。对这个课题的研究大体分为以下几阶段：①对无证可辨的思考和辨证论治的再深化；②对中医辨病面临困惑的研究；③对怪病、疑难病的思考；④中医临床辨证思维方法的研究。

一、对"无证可辨"的思考

　　畅达老师在长期的临床研究观察中，发现随着现代医学检测手段的不断进步，许多亚健康状态和疾病状态的病人按照传统的辨证方法出现无证可辨的情况，如肾脏病患者有些虽无症状，但尿中有潜血和蛋白，乙肝病毒携带者虽无症状但临床检测异常。畅达老师认为"无证可辨"的临床现象说明了疾病发生和变化的隐匿性，"无证可辨"既可以是"有证可辨"的前奏，亦可以是"有证可辨"的后续。这一问题令以临床表现——以"证"作为诊断、治疗主要依据的中医临床医生往往在辨证用药时感到困惑不解，束手无策，无法辨证，更无法在辨证的指导下立法、选方、用药。畅达老师经过长期研究认为，对"无证可辨"问题的解决应从以下几个方面进行努力：

1. 详查四诊，见微知著

"有诸内，必形诸外"，既然病邪侵入人体引起病变，则一定会引起人体气血阴阳的失调，虽然尚未出现症状，但总会在某一方面出现异常，比如神、色、舌、脉的变化。只要我们认真检查，总可窥其端倪，见微而知著，以了解整体的变化，指导辨证用药。中医医师不能只凭所谓的问诊进行临床辨证，这些病人更需要医生的望诊、问诊、切诊的功夫。如舌质的胖瘦老嫩、舌苔的厚薄干湿、脉象的虚实、面部的色泽荣枯及瘀斑色痣都能从一个侧面反映病情的变化，如能运用自如，自可弥补"无证可辨"之缺憾。

2. 逆向思维，注重病机

从表面上看患者虽然无证，其毕竟有病，在本阶段所谓的无证实际上是有证可辨的一种延续；无证可辨是将要出现有证可辨的前期或潜在阶段。有病邪在机体，机体必然有一个相应的病理机制发展过程，掌握无证可辨疾病的病因病机，逆向思维，知常达变，这可成为无证可辨疾病的一种辨证思维方式。以慢性肾炎为例，用对以蛋白尿为主要检验指征的有症状表现患者的常见证型的有效治法、方药治疗相应无症状表现的蛋白尿患者；用对肾炎以尿潜血、蛋白尿为主要检验指征有症状表现患者常见证型的有效治法方药治疗相应无症状表现的尿潜血、蛋白尿患者等，临床中往往可收到相同的治疗效果。

3. 以病代证，辨病施治

在临床症状缺如，无法辨证的情况下，不妨根据西医诊断和各种检查结果，选用中西医结合研究中相应成果的有效中药和方剂进行辨治。虽然这样做似乎有失于中医辨证施治精神，有中药西用、废医存药之嫌，但在"无证可辨"的情况下，也不失为可行的权宜之法。现代医学的检测手段的实施为我们的疾病提供了循证医学的证据，结合现代中药药理学研究成果及长期临床用药用方经验形成的"专病专方"进行辨病施治，如木贼草、白茅根、茵陈、五味子等可以降低转氨酶。

4. 大样本临床观察，进行经验积累

对临床所谓无证可辨的临床慢性疾病进行临床大样本的观察总结，应用统计学方法找到实验室数据与证的某种必然关系或规律性，按照中医的生理、病理观进行归类分析，掌握疾病发生、发展的转归规律，将其结果返回临床，为无证可辨病人提供治疗依据。

二、对中医临床辨病困惑的研究

畅达老师认为中医临床不但存在"无证可辨"的困扰，而且"辨病"也存在着困惑。中医临床医学在发展过程中，不但形成了"证"的概念，同时也形成了"病"的概念，但是"病"的概念的发展不很健全，自古以来大多以临床症状作为病名，即使有病名，其内涵指归也很不规范，病名内容涵盖不全，一些临床现象难以界定，对临床辨证、立法用药的指导意义有限，对疾病发展和预后亦难做准确的判断，当前人类对疾病微观认识飞速发展的情况致使中

医临床无病可辨。因此提出在政府主管部门统一协调下，积极开展中医病名规范化研究，展开对中医无病名疾病的研究。同时也指出在目前病名诊断标准尚不规范的情况下，临床病案书写时病名诊断不必强求。

三、对怪病、疑难病的思考

怪病疑难病辨治水平是衡量中医临床医师学术造诣和一个医院医疗水平的重要尺度。畅达老师在长期的临床实践过程中对怪病、疑难病不断进行观察、思考和研究。

张仲景在《金匮要略》中已有关于"怪病""不治之症"论述。畅达老师认为所谓"怪病""疑难病"是指在诊疗中病因复杂未明、诊断难以统一、医治难度较大的一类疾病。它并不是一个规范的学术名词，而仅仅是医学界和民间广泛流行的口头术语。可以说疑难病涉及人体的各个系统，包括了人体的许多疾病，概括了临床上众多的奇病、怪病、宿疾、顽症，以及病情复杂的疾病，是一个广义的概念。也包括某些功能性疾病、慢性疾病、某些精神疾病和诸多诊断不明的疾病、恶性肿瘤及众多的综合征等疾病。

畅达老师认为"怪病"在临床应包含两方面含义：一是自己所了解疾病知识以外的病证。由于医生专科所限、或由于医生本人资历、阅历所限，对所面临病症没有任何知识积累，无法做出判断。二是业内公认的非同寻常的病证。怪病即罕见病。在一般医学常识范围内，没有相关记载，无法做出合理解释和判断。他指出怪病具有以下四个特点：①病状怪异、奇特、繁杂多端；②病程缠绵、迁延不愈；③多因复合，病机交错，多脏相关；④治疗方向迷茫。

（一）怪病、疑难病临床辨治思路

中医治疗疑难病，辨证是十分必要的。无论何种疑难病，都应按中医的辨证思维来认识疾病，以肿瘤为例，中西医的治疗手段尚不完善，中药的针对性虽不及化疗与放疗，但当病情进展很快，或经手术治疗后机体的机能急剧下降时用化疗、放疗，结果是"病好了，人死了"。这些难治病就只有用中西医结合治疗，用中药整体调理，才可减轻患者病痛，提高生活质量，延长生存时间，即中医所谓的"带病延年"。畅老曾经治一女性，32岁，患直肠癌，手术后一面用中药调理，一面化疗，经半年的治疗，一切正常，临床痊愈出院。随访4年，健康状况良好。这里特别指出，不少"肿瘤专家"，凡遇上肿瘤，不分青红皂白，一概以大剂清热解毒、活血化瘀、软坚散结去"以毒攻毒"。一张药方中用三四十味药，药量之大，使人望药兴叹！病人脾胃功能遭受荡涤，米水难下，病情急转直下，肿瘤非但没有治好，还使身体无法承受，全身衰竭的症状无法挽救，这实在是不可取的。我们应尊重疾病的客观规律，扬中医之长，辨证用药，真正使中药在肿瘤治疗过程中发挥其应有的积极作用。

畅达老师在遇到怪病、疑难病时，临床辨治思路主要有以下几个方面：

1. 症状是疑难病临床辨证的切入点

虽然怪病、疑难病临床表现奇特、少见，但在繁杂的临床表现中抓主症仍然是临床辨证的切入点，而能否在众

多的临床表现中寻找主症则需要深厚的中医基础理论功底
和长期的临床实践经验支持。主症不应仅局限于病症表现，
还包括以发病时间和部位作为切入点进行的辨析。应注意
特征性的舌象和脉象在怪病的辨证思维中所具有的重要的
提示意义。

2. 病证范围清晰，从"病"切入进行辨证

面对无证可辨，从西医的病和临床检查结果切入进行
辨证。

3. 体质是临床重要的辨证切入点

在病人临床症状无明显特征，无法作为辨证根据时，
体质便可以作为辨证的切入点。

4. 应用中医基本理论进行思考

全面应用中医基本理论进行思考是最基本方法，基本
理论越熟悉，思路越容易豁然开朗。

5. 层次思维分析的辨证方式

怪病、疑难病很难有"顿悟"、直觉思维存在，只能进
行层次分析，按照主症－病位－病因－病机进行逐一分析。
脏腑辨证是最典型的层次分析的思维方法，它根据临床脉
证，首先辨识出其脏腑病位，再辨识出气血阴阳盛衰，然
后再分辨其寒热属性，待确立病机之后，最后立法、处方、
用药。

（二）怪病、疑难病的辨证要点

畅达老师强调怪病、疑难病的辨证要点有：

1. 细心观察，认真倾听，问诊注意细节，注意脉、舌
细小变化，注意既往治疗过程。

2. 注意服务态度，争取患者信任，赢得治疗依从性。

3. 随访观察，重复辨证，反复思考。

4. 遣方用药时注意不要用大处方，不要开很多药，确定一个思路后要果断用药。

（三）怪病的几个特殊思维路径

1. 疑病多郁

遇到疑似难辨之症，当以郁为思考的切入点。郁虽有气郁、血郁、痰郁、火郁、湿郁、食郁之分，但是疑难杂症中当以气郁最为常见。因六郁以气郁最为常见，也是其他五郁之基础。所谓"气血冲和，百病不生，一有怫郁，诸病生焉"。从临床角度观察这类病大多数与精神、心理因素密切相关，患者往往自觉痛苦多，症状繁杂多变，但大多查无实质性病变，或虽为实质性病变，而不能定性、定位、明确诊断，临床上常以心身疾病、功能性疾病或亚健康状态者为主，多无形可辨。亦有部分病人因失治误治，年深日久可发展为器质性病变。其病变以肝为主，涉及心脾。肝病最易延及他脏，故清代医家黄元御在《四圣心源》中认为肝属"厥阴风木"，并提出："风木者五脏之贼，百病之长。凡病之起，无不因于木气之郁。"魏之琇在《续名医类案》中云："肝为万病之贼……"肝气一郁，即克脾土，腹痛、腹胀、腹泻，克于胃则气逆作呕，两胁痛胀；化火上冲于心则心烦悸动；反侮于肺则呛咳不已；下夺于肾则视物模糊、耳鸣。

风依于木，气郁易于化火、动风，表现为眩、晕、麻、痉、颤、类中风。情志郁结，气滞久则脉络瘀阻，气不布津还可液聚成痰，痰随气上下，无处不到，既可以内及脏腑，亦可以外流骨节经络，因之表现出不同的脏腑经络病变，从而使临床疑似症状百出，复杂难辨，故有"诸病多从肝中来"之说。故疑难杂症在疑似难辨之际，应着重从肝入手，首辨气郁，并注意到化火、生风及夹痰、夹瘀等情况，从而在疑难杂症辨治中执简驭繁。特别是对女性患者更是如此。

2. 怪病多痰

怪病多痰是指将一些症状怪异的病证从痰论治。之所以将痰引进疑难病证的诊治，是因为一些怪异、奇特的疑难病证的表现和中医所说的痰证相类似，用治疗痰证的方药常可收到良好的效果。痰是脏腑气化功能失调所产生的病理产物，又是导致多种疾病的致病因素。痰浊可随气机升降，无处不到，上至脑髓，中至胸膈胃肠，皮肤腠理，脏腑经络，下至四肢肌肉筋骨，无孔不入。"而其为物，则流动不测，故其为害，上至颠顶，下至涌泉，随气升降，周身内外皆到，五脏六腑俱有""火动则生，气滞则盛，风鼓则涌，变怪百端，痰为诸病之源，怪病皆由痰成也"（《杂病源流犀烛·痰饮源流》）。因此，痰浊可以引起多种疾病，而且临床表现复杂，变化多端，离奇古怪，辨证似是而非，颇为棘手，故有"怪病多痰""百病兼痰""痰瘀同源"之说。

痰的生成涉及外感、内伤等各个方面，是遭受多种致病因素所形成的病理产物，但另一方面，当因痰导致某一病证之后，则痰已成为直接发病原因，每与原始病因或其他病理产物合而致病。故在疑难杂症辨治中，必须分别考虑痰的先后双重因素以为辨治根据。

对痰的辨治还应注意到与它同源的其他病理产物相区

别。如痰、饮、水湿，同出一源，俱为津液停积所成，但源虽同而流各异，各有不同的特点。痰之为病无处不到，湿系导致发病之因，二者为病多端，涉及病种更广。痰、饮、水、湿四者源出一体，又可以互相转化，故有"积水不散，留而为饮""积饮不散，亦能为痰""痰从阴化为饮，饮从阳化为痰""水泛为痰""痰化为水""痰属湿""积湿生痰"等论述，指明了相互之间的关系和转变。彼此之间虽可以互相相通地治疗，但四者之间又绝对不能混为一谈。

治痰原则须以化痰、祛痰为大法。化痰能使痰归正化，消散于无形，或使其稀释排出体外，其适应的范围最广，可用于实证病势不甚或脏气不足，因虚生痰者。祛痰能荡涤、祛除内壅的积痰，包括涤痰、豁痰、吐利等法，适用于邪实而正不虚，病势骤急或病延日久，顽痰、老痰胶固不去者。如中风后遗症，在相当长的时间里，痰象特别明显，中风病人在神志恢复之后，所出现语言謇涩、口眼歪斜、舌体不正、口角流涎等症，治疗以清热化痰为主，用黄连温胆汤加菖蒲、郁金、远志、胆南星、天竺黄、僵蚕、地龙、全蝎等，连续使用，直到语言基本清晰，再配合活血化瘀药，以补阳还五汤益气活血。畅达老师主张在痰涎壅盛情况下，不宜过早用大量的黄芪，因其可补气，亦可产生壅气、滞气的弊端。再如对癫痫，治痰是第一选择，一般是清热化痰，佐以镇静息风，亦可在温胆汤的基础上加清热药，加镇静息风药，有时也可配合柴胡龙骨牡蛎汤同时使用。

3. 久病多瘀

因疑难杂症一般病程较长，迁延不愈，往往引起人体脏腑经络气血的瘀滞，也就是古代医家所说的久病入络。
"病久入深，荣卫之行涩，经络时疏，故不通"（《素问·痹
论》）；"人知百病生于气，而不知血为病之胎也"（《证治
准绳》）。瘀血与痰浊一样，既是某些病因所形成的病理产
物，又是导致多种病证的病理因素，在临床上涉及的范围
也甚为广泛，不论任何疾病，或是在病的某一阶段，凡是
反映"瘀血"这一共同的病理特征，都可按照异病同治的
原则，采用（或佐用）"活血祛瘀"法。在疑难杂症中，虽
为同一血瘀证，由于病情有轻重缓急的不同、致病因素多
端、标本邪正虚实有别、脏腑病位不一，症状特点各异或
为主症，或仅为兼夹症，并可因病的不同而反映出各自特
殊性。在应用活血祛瘀这一治疗大法时，还当具体情况具
体分析。病情轻者，当予缓消，采用活血、消瘀、化瘀、
散瘀之品；病情重者，当予急攻，采用破血，通瘀，逐
（下）瘀之品。依此准则，选方用药自可恰到好处。临床对
活血祛瘀法的应用，虽然甚为广泛，并有一定的独特效果，
但必须注意人身之气血宜和而不宜伐，宜养而不宜破。对
活血祛瘀药的选择，必须符合辨证要求，尽量注意发挥各
个药物的特长和归经作用。特别是虫类祛瘀药为血肉有情
之品，形胜于气，走窜善行，无处不到，如水蛭、虻虫、
地鳖虫、穿山甲、蜣螂虫等，均属祛瘀之峻剂，性虽猛而
效甚捷，必要时可权衡用之。

（四）疑难病辨治过程中的注意事项

**1. 对于疑难杂病的诊治，应以动态平衡为原则把握人
体阴阳平衡，可"无问其病，以平为期"**

如伤寒少阴病，患者腹泻不止，干呕心烦，四肢发凉，

脉微欲绝。此乃真阳不能固守，而阴液随之内竭，阴寒极盛，逼迫虚阳上越所致。应急用白通汤破阴回阳，宣通上下。但为防止阴寒过盛对清热的格拒，故加入咸寒苦降的猪胆汁配合人尿用以反佐，即"甚者从之"，以期达到调和阴阳、回阳救逆的目的。

2. 治疗疑难病要有方有守

中医有两句名言："治急性病要有胆有识，治慢性病要有方有守。"这是经验之谈。临床上疑难病多是慢性病，治疗过程中必须遵循"有方有守"的原则。所谓"有方"即是说在辨证的基础上，应有一个符合病情的方药，这个方药是由理、法组成的。具有治疗作用，或辅助调理的功能，而不是无章可循的"大杂烩"。所谓"有守"，是指有效的方药要坚持服用，不要随意更改。即使是变通，也应根据病情随症加减，不能把主方三天两头改得不成体统。如慢性肾炎，消除蛋白尿，非经历一段时间的治疗，是不可能巩固的。岳美中老中医曾治一女性患者，尿蛋白长期不消，用六味地黄汤加味，服至 60 剂后，尿蛋白依然不减。岳老说慢性病要守方，再继续服原方，果然用至 80 剂后，尿蛋白日见消退，取得满意的疗效。

四、对中医临床辨证思维方法的思考

畅达老师对中医学的思考，没有仅仅停留在方药临床的具体应用上，《中医临床思维要略》一书的写成表明他对中医临床的研究上升到哲学的层次。畅达先生认为：中国古代自然科学有着与西方不完全相同的思维方法，它不但决定着先人观察自然、认识自然的方法，而且决定了中国科学发展的方向。受到古代唯物论和辩证法思想深刻影响的中医药学，不但具有独特的理论体系和丰富的临床经验，而且在临床思维方法上也与西方医学存在着明显的差异。继承和发展中医学，不但要学习其一方一药、一招一式，更要深刻地研究、学习其临床思维方法，探讨其内在的规律性。只有这样才不至于只着皮毛而不及精髓；只有这样才可以完整地继承前辈经验，有力地提高临床疗效；也只有这样才能培养出合格的中医药临床人才，才能名贤辈出。

畅达先生从事中医工作五十多载，曾先后供职于临床和教学单位，其间经常围绕中医传承思考、求索：同样学习中医，为什么有些人会声名鹊起，蜚声医林，成为一方名医；而有些人却碌碌无为，沉沦江湖，仅以此谋生而已。院校毕业生理论学得不少，为何至临床却迟迟不知如何动手。应该怎么样学习中医，成为一个合格的中医；又如何授业解惑，传承培养中医的未来人……历经多年潜心思索，他渐渐体悟：中医学习的成功之路虽然各有特色，但除敬业、勤奋、修德、基本功积淀深厚等相同之处外，还都应有非同一般的"悟性"，以使其能在茫茫医海中"觉悟"，上以参透岐黄理论之真谛，下以领悟前贤临床辨治之思绪，即所谓"上惟下觉"者也。他认为在当前中医传承工作中，人们常常忽视临床思维方法的传承与修养，老师不能自觉地总结和传授自己临床思维的方法，学生则更不知有意识地领会掌握老师的临床思维特点，以至于知识学得不少，而遇到病人又往往茫茫然不知所措。他特别强调中医思维方法的学习与研究，既是一般中医医生所应注意修炼的基本功，也是"炉火纯青"的老一辈中医临床家所应大力关注的问题，只有注意到了中医临床思维方法的总结、研究和传授，才会使中医临床经验的继承工作少走弯路，多出成果。于是乎，他以十年之功学习、整理、研究中医临床思维方法，并将所学、所思、所觉、所悟编写成《中医临床思维要略》一书，以对后学有所裨益。

畅达老师将该书分上、中、下三篇，上篇"总论"从理论上论述中医临床思维的哲学属性、思维方法的特点和优势及其缺陷、无奈和出路。中篇则分别以中医的"证""症"及西医的"病"为切入点，列举古今著名医家医案，借以说明中医临床思维方法的具体应用。下篇则以内科临床常见病的辨证思维基本程式，进一步揭示中医辨证思维程序的规律性。

畅达老师在该书总结了中医临床辨证思维的特点之后，又提出中医临床辨证思维的原则与技巧。他认为中医临床辨证论治：

首先，要有所本亦无所本，即是说临床辨证思维首先一定有遵循中医理论的基本原则及各种疾病的基本治疗原则，而不能背离。但是由于各种具体因素的影响，临床患者病情千变万化，既可能在一般规律之中，也可能在一般规律之外，难以捉摸。所以又要根据病情变化随时变通，而不能刻舟求剑，胶柱鼓瑟。有所本亦无所本的思维原则，充分体现了中医辨证论治思维中的原则性和灵活性。

其次，要充分借鉴前人经验。在这里有两层意思：一是指应该借鉴先人临床辨证施治的经验，多读古今名家医案，从前人临证辨治过程中，领会、学习其临床思维特点，并指导临床。二是指应借鉴患者就诊之前的治疗过程，了解以前治疗中有效和无效治法方药，无效的治法则不再重复，有效方药则予以借鉴，可以使临床少走弯路，得以取得更好的治疗效果。

其三，要注意判断的肯定与否定。临床实际工作中经常在具体病例的整个诊治过程中出现反复判断的情况，反复判断既可是对第一次诊断的肯定，也可是对第一次诊断的否定。两者在临床思维中具有同等重要的意义。如果实践证明第一次判断是正确的，则需要守法守方；如果首次判断是错误的，则需要及时纠正错误，法随证转。对首次判断错误的需要反复判断，对首次判断正确的，同样也因为药到病未除、或病情好转或出现意外变化而需要反复判断，调整方药。反复判断是医生临床中不可避免的，是医生认识由不甚全面到比较全面，不甚深刻到比较深刻的认识逐步深化的过程。临床中医生必须重视反复判断的应用，以提高诊治水平。

其四，他认为临床中不要忽视第一印象，医生在临床中接触病人后常常会产生一种直觉判断，这是知识和临床经验积累在临床思维中的反映。虽然条件并不充分，但也存在认识正确的可能性，尤其在一些似是而非的病例中，常常会愈辨愈糊涂，思不清，理还乱。这时不妨围绕第一印象，寻找证据，或采取排他法进行思维，常常会收到意想不到的效果。

其五，以主要症状为思维切入点，则往往能变繁就简，在纷扰的症状中理清头绪。因为主症在一定程度上能反映出病症的部位、性质乃至疾病的程度，所以从主症及主症与其他症状之间的关系进行分析，则会弄清整个疾病的内在变化。当然，抓主症乃是医生的一个基本功，需要长期经验的积累，才能做到运用自如。

其六，从模糊中寻求准确，中医在临床中无论是四诊的结果，还是证候所具的条件，乃至证候概念的内涵都是一个相对的模糊概念，所以中医临床诊断思维要在模糊中寻求准确，而不能要求在精确中寻求准确，不然不但不现实，而且也做不到。如果在条件不充分的情况下硬要追求辨证量化，只会是作茧自缚，不会有利于中医临床疗效的提高。

其七，从宏观把握病情，但又不要忽视细微处在辨证中的作用。中医强调整体观念，在认识疾病时要求从全局而不是从局部来对待病情的变化。但是在整个病程中或一些疑难病证的辨识中，又不要忽视病情的一些细微变化。一些细小的变化常常反映病情的实质性改变，古今不少中医名家慧眼独具，正是从一些细微之处着眼，揭示了病变症结所在，巧处方药，而收到意想不到的效果。详细观察病情变化，注意从常人不为重视的细微处入手辨识病证，正体现了名家高手"道高一丈"的水平所在。

关于加强中医临床思维的培养与训练这一问题，畅达老师认为具有中华传统文化特征的思维方法是中医药学的主要特点之一，也是中西医间的主要区别。思维的差异性导致了中西医对疾病的认识和临床处理都有很大的不同。如用西医的思维方式去指导中医的临床和研究，势必会丢掉许多中医最根本的东西，也将会使中医逐渐走向消亡。所以应加强对青年中医药人员临床思维方法的培养与训练。

关于中医临床思维方法培养与训练，畅达老师认为人们的思维方式不是先天固有的，而是在后天生活中逐渐形成的。思维形式的形成，既可以在日常生活潜移默化中形成，也可以由有意识的培养和训练而形成。

中医临床思维方法的培养，可以是有目的、有意识、有计划的训练，也可以是自觉和不自觉地在临床工作中潜移默化的修养。不过，不论是前者还是后者，都应当在下述几个方面加以注意。

1. 加强中国传统文化修养，改变思维定势

中医药学是在中国传统文化影响下形成和发展起来的，中国传统文化成就了中医药理论体系和思维模式的形成与发展，中医临床思维方式脱胎于中国古代传统文化。因此，要想真正理解和掌握中医临床思维方法，则必须加强中国传统文化的学习与修养。

当今，我们处于西方文化的大背景下，欲用东方文化的思维模式继承中医，必须系统学习中国传统文化。加强中国传统文化的学习不只是为了开拓知识范围，更重要的是在于通过对国学的深入了解，改变业已形成的西方思维定势，用中国传统的思维模式来学习中医，用中国的思维方法来进行临床的辨证施治。这样才有望对中医的深入理解，也才有望临床疗效的不断提高。总之，我们应以学习传统文化为基础，以追求中医的临床疗效为目标，通过大量的中医临床实践培养出大批真正掌握中国传统文化思维模式的中医临床工作者。

2. 加强中医经典学习，构建临床思维程式

中国古典医学著作是中医传承的主要载体之一，不但记载着中医药理论知识和临床经验，而且还有形无形地承

载着中医临床思维的精华。学习中医典籍，不单要学习其文字表面所传达的意义，而且还要探索、学习、掌握其文字背后所喻示的临床思维方法和技巧。

张仲景对中医的贡献不仅在于六经辨证的创立，还在于规范了中医临床思维方法。所以学习经典不只是死记硬背条文，套用死方，重要的是在于把握其辨证精神，有意识地在经典学习中，分析、研究古圣前贤所揭示的临床思维方法和技巧，在自己大脑中构建符合中医特色的思维程式。

第五章　中医文化研究

　　文化是一个宽广的、动态的概念，具有明显的地域性、民族性和时代性，中国传统文化博大精深、源远流长，中国传统文化是中华民族在中国古代社会形成和发展起来的比较稳定的文化形态，是中华民族智慧的结晶，是中华民族的历史遗产在现实生活中的展现，具有凝聚、兼容、致用的特点。中医作为中国传统文化载体的一部分，数千年来扮演了极为重要的角色。中医在其发展历程中均吸收了当时社会的科学、文化的营养。《黄帝内经》是我国医学宝库中现存的成书最早的一部医学典籍，其中阴阳、五行、藏象学说源于古代哲学思想和朴素唯物辩证思想，它不仅论述人体生理、病理、治则、养生等内容，同时包含了当时的天文、地理等知识。张仲景一部《伤寒杂病论》开辨证论治之先河，其成书"撰用《素问》《九卷》《八十一难》《阴阳大论》《胎胪药录》，并《平脉辨证》，为《伤寒杂病论》，合十六卷"，不得不承认先秦、两汉文化对其的影响。近代张锡纯是我国医学史上一位捍卫与发扬中医学的杰出人物，他尝试沟通中西医学，结合中西医学理论和其医疗经验阐发医理，著成《医学衷中参西录》，医著之外，张锡纯尚撰有《代数鉴源》《易经图说》（未刊行），另有诗作《种菊轩诗草》，曾附编于《医学衷中参西录》第六期。从上可以看出历代医家不但为我们总结了其毕生的医学经验，同时还传承着中华传统文化。

畅达老师常常教导我们，要想成为名医，不但要熟读中医四大经典及历代名家著作，而且要在工作之余多读一些中国传统文化书籍，如《大学》《中庸》《论语》《孟子》《诗经》《尚书》《礼记》《易经》《春秋》《资治通鉴》等，从中可汲取到许多有益于中医的文化养料，这样才能广征博引，兼容并蓄，为我所用。而要读懂中华传统文化著作并理解其内涵，对古汉语知识的掌握是基础，畅老认为文字、词汇、语法、词义辨析都是正确理解医理的前提，早年其在学习中医的过程中遇到这一问题，为搞懂一个字的读音、确切含义、医理，便从《说文解字》《古文观止》《康熙字典》等中寻找答案，在长期的学习过程中不断积累，他收集、归类了《黄帝内经》《难经》《伤寒论》《金匮要略》《温病条辨》《温热经纬》《外感温热病篇》等经典中的一千多个生字、难字，著成《医经难字诠释》。他的治学精神值得我们学习，他不但是一位名中医，而且是一位默默的中华文化传承者。畅老在工作中，发现前人少有对河东中医药文化做总结，他为了收集资料，走遍河东十三县市，查找各地县志，走访群众，研究博物馆收藏碑文等，掌握了大量第一手资料，著成《河东中医史略》，1997年11月12日发表于《山西日报》。

一、对河东中医史的研究

学习中医不能不了解中国医学史，从中我们可以把握传统医学的历史脉络。河东运城是中华文明发源地，中医药学历史悠久，历史的画卷中有其浓重的笔墨，畅达老师的《河东中医史略》勾画了历史上河东、晋南这片热土的中医轮廓。

河东即黄河之东，运城所处，是华夏文明滥觞的中心之地，舜耕历山，禹凿龙门，嫘祖养蚕，后稷稼穑，中华文化从这里一路摇曳而来。中医学是我国劳动人民在长期的生产实践过程中逐步形成的与疾病斗争的经验总结，河东中医经历同样的沧桑，数千年来有着美丽的传说，历代人才辈出。畅达老师上自《诗经》，下到明清、民国运城解州、猗氏县志，近至20世纪60年代，跨越历史的长河，查古籍、踏古迹，遍数河东医学精英，回顾河东中医学一路艰辛的历程。

（一）河东中药学之发展

《国风·魏风·汾沮洳》载"彼汾沮洳，言采其莫……彼汾一方，言采其桑……彼汾一曲，言采其藚"，其中汾指汾水，在今山西省中部地区，从西南汇入黄河，莫：草名。即酸模，又名羊蹄菜；藚（xù，音同"序"）：药用植物，即泽泻草。多年生沼生草本，具地下球茎，可作蔬菜。（《先秦诗鉴赏辞典》上海辞书出版社1998年12月出版，第207～208页）。又《国风·唐风·采苓》载"采苓采苓，首阳之巅……"，诗中"苓"通"蘦"，为一种药草，即大苦。毛传："苓，大苦也。"沈括《梦溪笔谈》："此乃黄药也。其味极苦，谓之大苦。"旧注或谓此苓为甘草，非。首阳：山名，在今山西永济县南，即雷首山（《先秦诗鉴赏辞典》上海辞书出版社1998年12月出版，第239～240页）。《诗经》中这段内容可谓先秦时期河东地区采集中药活动的缩影。

畅达老师经研究发现"解州药材会"清乾隆二十八年的《解州志》有记：至少在后汉天福十二年（947年）已有固定庙会，经宋、元、明、清历代不衰，川广客临、南北药材汇集，如川黄连、广砂仁、白豆蔻，蒙黄芪、甘草、陇西当归、大黄，豫皖地黄、菊花及地产远志、黄芩等各种道地药材在此交易，可见当时的河东是重要的药材集散地，并且提到了河东当地的道地药材：远志、黄芩。

河东地区的药店的盛衰同样谱写了河东中医药的发展史，明代起官方设有"惠民药局"，兼行政管理与药品经销于一体。河东地区药店历史悠久，史载最早有永济明代惠民药局，新绛的德义堂、德志玉等。闻喜的永庆和药铺，成立于1840年，直至1956年公私合营，120年来久盛不衰。永济的敬亭药局（1840～1946年）从业20余人，自制丸散膏丹，行销晋、豫、陕、甘，新中国成立初期永济的老中药人员半数由此培养。又，新绛德义堂1880年创办，有七珍丹、梅花点舌丹、阿魏麝香化痰膏等中成药远近闻名，行销周边各省，为现新绛中药厂之前身。

中国近现代社会动荡，至1947年，运城地区的中药店由民国初的500余家减至50余家，能够艰辛挺立的仅有运城的敬和永，安邑的春茂新，河津的孔继庆，新绛的德义堂、泰和兴，永济的同心永、广生堂，临猗的德敬昌，垣曲的协生堂，稷山的致祥堂，闻喜的永庆和，万荣的集和祥，绛县的广顺盛，平陆的天顺堂，芮城的仁义堂等。由此可以看到河东中医药从业者的艰辛与世道的变迁。

（二）河东中医学之发展

　　特殊的地理位置和农耕文明的先进程度，决定了河东是华夏文明的发源地，五千年来一直是人类繁衍、生活的中心，自然少不了中医学的印记，如元代芮城清凉寺创修的碑——"临晋县医学教谕景融书丹"、明代所建的永济清华扁鹊墓、1979 年发现的清代道光年稷山东蒲村医书碑等。

　　扁鹊籍贯之争史已有之，有山东长清说、河南汤阴说、河北任丘说，但各地扁鹊墓、扁鹊祠、扁鹊庙等亦早有。河东永济扁鹊墓表现出后人对神医扁鹊的敬仰，也可能说明扁鹊曾在河东行医，这既符合河东地域在当时的重要性，也符合历史上认为扁鹊"遍游各地，巡诊列国"的说法。西汉时，我国在医事制度上已专门设有"女医"，《汉书·义纵传》中的义姁（xǔ），为汉武帝时河东人，是我国历史上第一个有记载的女医生，是河东中医人的骄傲。

　　从畅达先生收集、整理的明清县志中，我们了解到仅临晋、猗氏县就有令狐景云、张汝霖、潘毓俊、杨斌、张吾仁等名医28 人，有《本草类通歌括》《伤寒全略解》《类方三订》《病机总鉴》《伤寒辨舌精法》《医门秘旨》《医疗捷径》等著述传世。有八代业医的芮城上曹庄范氏，四世医家马若麟。

　　新中国成立后的河东中医事业继续前进，河东中医在经历了新中国成立前挂牌行医、坐堂看病到新中国成立后陆续参加联合诊所和卫生工作者协会，实现中医人员的全面联合，再到地县两级医院中医门诊、中药房、中医科的设立。新中国成立后政府举办了中医进修班，由牛玉洁、畅平、薛遵化等一批受过正式教育的、理论造诣高、兼通中西医的医师任教，先后培养 300 余人。新中国成立后河东地区涌现了长于中医正骨的胡品山，长于伤寒论研究的张注之、朱厚卿、葛子柏，长于脾胃病的武承斋，长于中医妇科的吴善文，长于儿科推拿的任化天，长于针灸的孙立权，名中医周鼎新及老药工李川清、吉清轩等著名中医药学者。中医教育从自愿、分散、师承等形式发展到政府组织中医学徒班正规培训。此后河东中医开始走上快速发展的道路。

二、道教文化对中医学的影响

由于工作的方便，畅达先生有幸接触到永乐宫珍藏的医籍，他由医籍中记载的方药内容及其主治病症，认为中医学作为中华文明遗产的一部分，在其形成、发展中与中华古老的宗教文化——儒、释、道相互渗透、融合，有着密不可分的关系，不但在哲学思想上同根同源，而且理法方药相依相融，养生保健同理同法。不过他又进一步指出中医学与道学文化均是在中国古代哲学思想的指导下发展起来的，在临床治疗学和养生学上相互影响、相互渗透，充分体现了中华文明浑然一体，博大精深，但是又必须认识到在唯物与唯心、有神与无神、辨证论治与形而上学之间存在的根本区别。

三、对《五十二病方》中动物类药物的应用见解

畅达先生对中医药学的发展历史有着浓厚的兴趣，不仅考查扁鹊墓葬为何有七处之多，还研究长沙马王堆汉墓出土的《五十二病方》中动物类药物的应用，他认为之所

以《五十二病方》所用 247 药物中动物类竟达 71 种之多，远远高于近代，是由于人类由渔猎生产方式向农耕生产方式过度，植物类药物逐渐代替了动物类药物，是人类文明进步的表现，同时还对《五十二病方》中动物药的具体应用方法进行了总结，对今人亦很有启发。

四、他山之石应借力，前车之鉴可警示

畅达老师在中医研究中既关注他山之石，也注意到前车之鉴。如前所述，对道教文化和马王堆汉墓考古的研究，可谓借他山之石以攻玉，而在考察日本后所发表的《从日本汉方医学发展的轨迹思考中医未来的发展》一文则可谓从日本汉方医学的没落提出对中医未来发展状况的警示。

日本汉方医学是中国医药学在日本文化孕育下不断发展、逐渐形成的具有日本特点的传统医学，然而，自日本明治维新后的 100 多年间，随着西方文化与科学陆续传入，日本的文化与科学进入一个根本性的变革时期，出现了轻视、排斥传统文化的强烈倾向。使汉方医学受到了断根绝源的致命扼杀，在日本，汉方医学从此一蹶不振，由主导医学地位逐渐萎缩，乃至生存困难，走向衰落。近些年来日本的汉方医学虽然又出现了一些复兴的趋向，然而，经过釜底抽薪式摧残的日本汉方医学从整体上恢复元气绝非易事。

汉方医学衰落的因素：虽然日本当政者所采取的一系列"灭汉兴洋"的政策是汉方医学走向没落的直接原因。但是其内在的一些问题则是步入穷途的根本原因。究其原因有以下几点：①重实用、轻理论，导致药存医亡；②重

方证对应、轻辨证论治，自失立存根基；③重政治抗争、轻自我完善，本末倒置。

畅达老师认为日本汉方医学的百年兴衰史是一部发人深省的教科书，值得国内同仁深切反思。因为历史竟有惊人相似之处，昨日发生在日本汉方医学的一些现象正悄悄地向国内中医药学界袭来。

中医药学为了避免重蹈日本汉方之覆辙，尚需自尊、自重、自强，注意自身理论水平和临床能力的不断提高。

科学不断发展的趋势越来越证明中医理论的科学性，所以中医的研究方法不应只限于用西医的研究方法去印证，而应当用现代科学的新思维、新理论、新方法去研究中医药学传统的理论和丰富的临床经验。企图用单一的西医研究方法去探索传统的中医理论，把中医药的理论和临床纳入西医的框架之内，正是日本汉方医学没落的主要原因之一。

继承与发展一直是中医工作的两个支点，二者相辅相成，强调任何一方面都是错误的，"数典忘祖"与"泥古不化"均是中医学发展的大敌，都会将中医的发展引入歧途，日本汉方医学正是在二者之间争斗中走向了衰落的泥潭。

中医药学的发展需要以日本汉方医学的没落为借鉴，既重视传统理论和临床经验的继承与整理，又注意以新思维、新方法、新技术进行全面研究。

第六章 临证验方与特殊用药经验

　　畅达老师在五十多年的中医临床实践中不断收集、验证和总结一些行之有效的专病专方和独特的用药经验，作为其辨病论治的重要支撑。我们收集、整理了部分原创的临证验方及特殊用药经验，供读者参考。

一、消渴病经验方——益肾涌泉汤

　　【组成】沙参 12g，生地黄 15g，玄参 20g，山药 15g，山茱萸 15g，知母 10g，黄柏 10g，生石膏 30g，花粉 15g，丹参 30g，葛根 15g。

　　【加减】倦怠乏力者加黄芪、人参；血糖高、不降者重用生石膏、花粉；尿糖不降者加黄精、金樱子、牡蛎；若伴见肝阴虚视物昏花不清者，加菊花、白蒺藜、益母草等。

　　【主治】消渴（2 型糖尿病），证属肾阴亏虚。

　　症见：烦渴引饮，多食善饥，腰膝酸软，小便频数，五心烦热，虚烦少寐，舌红少津，脉沉细数。

　　【禁忌】胃脘痞满，食少便溏者不宜。

　　【典型病案】皇甫某，女，44 岁，农民。近 1 个月来口渴喜冷饮，消谷善饥，小便频数，明显消瘦，伴见夜热盗汗，月经先期、量多，查空腹血糖 10.5mmol/L，餐后 2 小时血糖 18.7mmol/L，尿糖（＋＋ ～ ＋＋＋），舌质光红、少苔,脉沉细数。诊断:消渴,证属肾阴不足,阴虚火旺。黄柏重用至20g,服4剂后自觉症状明显好转,黄柏改用10g,又服2周,血糖、尿糖检查接近正常。守方再服1个月,病情基本控制。

【按语】消渴病的病机主要在于阴津亏损,燥热偏盛,而以阴虚为本,燥热为标。两者互为因果,阴愈虚则燥热愈盛,燥热盛则阴愈虚。消渴病变的脏腑主要在肺、胃、肾。三脏虽有所偏重,但又往往互相影响,畅老所创益肾涌泉汤,以肾为主,顾及肺胃;以补养阴津为主,兼以坚阴泻火。从消渴病初到后期,只要阳气尚未受损,均可加减使用。方中以山茱萸、玄参填补肾精,配以辽沙参、天花粉养肺,再用生地黄、山药护胃,壮水之主,为君药;臣以知母、黄柏、石膏坚阴泻火以制"阳光";佐以丹参、葛根引阴津布三焦,诸药共用滋阴液、泻虚火,病自安康。

二、中风病经验方——益肾化痰醒脑汤

【组成】熟地黄12g,枸杞12g,山茱萸12g,橘红10g,半夏10g,茯苓15g,石菖蒲10g,郁金10g,丹参15g,赤芍15g,鲜荷叶10g。

【加减】若肾阳虚症状明显者,加仙灵脾、菟丝子;肾阴虚明显者,加丹皮、女贞子、旱莲草;若痰热盛者加胆南星、栀子、瓜蒌;痰饮偏寒者加苍术、干姜、白芥子等。

【主治】中风先兆、中风后遗症、老年痴呆、腔隙性脑梗死。症见:头闷不清,昏眩不定,语言謇涩,痰多涎盛,胸闷纳呆,腰膝酸软,足如踏絮,失眠健忘,夜尿频频,

舌苔厚腻，脉弦滑。

【注意事项】本方意在益肾填精、化痰清眩，用于肾虚于下，痰盛于上，本虚标实之证，若纯虚纯实，非本方所宜，勿犯虚虚实实之戒。

【典型病案】杨某，男，60岁，退休职工。半年前脑血栓形成，出现半身不遂，失语，治疗好转后一直神情呆痴，言謇语涩，抑郁寡欢，纳食不香，双下肢酸软，步履不稳，查舌淡红、苔白厚，脉弦滑，两尺无力，证属肾虚于下，痰盛于上。服上方两周病见好转，再服月余，神清，言语接近常人。

【按语】张仲景用肾气丸治疗痰饮，开痰饮从肾论治先河，肾精、肾气不足，水液代谢失常，痰饮内生，阻隔经脉，经气不利而怪病丛生；肾虚之时或腰膝酸软、或水肿、或小便不利、或头晕耳鸣、或足如蹈絮；其舌多淡、苔少、苔薄者居多；金代刘河间在《黄帝内经宣明方论》中用地黄饮子治疗喑痱一证与本方有相似之处，畅老对地黄饮子中桂、附大辛大热之品唯恐助热生风，故舍而不用，以免再引风动。而将橘红、半夏、茯苓、石菖蒲并用也比刘氏方中化痰力量要强。对腰膝酸软、头晕目眩、足如蹈絮、舌苔厚腻并见者更为适宜，畅老创"益肾化痰醒脑汤"目的就在于此。

三、高血压经验方一——滋水潜龙丸

【组成】白芍15g，生地黄10g，玄参10g，天麻12g，钩藤15g，地龙15g，槐米15g，车前子15g，怀牛膝15g。

【主治】高血压病，阴虚阳亢证。症见：形体较瘦，老年人居多，平时急躁易怒，面色多偏红，头晕，耳鸣，大便干，小便短赤，舌体瘦小，偏薄，舌红，少津少苔。脉象多弦、弦硬或弦细。

【典型病案】王某，女，46岁。因"眩晕10天"于1998年3月16日初诊。患者发现高血压病半年，素服心痛定、降压乐，血压控制不稳定，时高时低，近10天来，头目眩晕，头部胀痛，恶心时作，口渴欲饮，失眠多梦，时有濒死感，心悸烦躁，颜面潮红，舌质红，苔薄黄，脉弦细数。血压130/100mmHg，其父有高血压。西医诊断：高血压。中医诊断：眩晕。证属阴虚阳亢，化火生风，肝胃失和。治宜滋阴潜阳，柔肝息风，和胃降逆。方用自拟滋水潜龙汤加减：天麻10g，钩藤15g（后下），地龙10g，白芍30g，生地黄15g，元参15g，槐花15g，车前子15g（布包），怀牛膝15g，生石决明30g（先煎），竹茹15g，生麦芽30g。药服7剂，头痛、恶心、口渴症除，头晕、心悸减轻，夜寐渐佳，但仍多梦易醒，血压120/94mmHg，上方去竹茹加炒酸枣仁30g（捣），继服。7剂后，唯夜寐梦多，室温高时则觉心烦，血压130/90mmHg，上方加夜交藤30g，7剂，隔日1剂。半个月后复诊，患者已无不适，血压130/82mmHg，遣以杞菊地黄丸善后。

【按语】本方功效为滋阴潜阳，柔肝息风。方中白芍、生地黄、元参滋补肝肾，滋阴以制阳，肝阳不亢，肝风自息；天麻、钩藤、地龙柔肝息风；怀牛膝补肝肾、活血并引血下行；槐米清肝降火；车前子滋阴利水。诸药相伍，共奏滋阴潜阳，柔肝息风之效。

四、高血压经验方二——化浊醒脑丸

【组成】清半夏 10g，白术 9g，天麻 12g，茯苓 30g，车前子 15g，槐米 15g，钩藤 15g，地龙 15g，夏枯草 30g

【主治】高血压病，痰湿内阻型。症见眩晕为主，形体多较肥胖，胸闷，痰多，大便多不畅，舌体多胖大，有齿痕，或有裂纹，舌苔多水滑，脉象多沉或沉滑。

【典型病案】张某，女，50 岁。因"头晕、头痛 3 年"1998 年 11 月 11 日初诊。患者 3 年前因头晕、头痛而被诊为高血压病，并持续服用天海力、卡托普利，血压多稳定于 135/90mmHg 左右，但仍时头晕、头部闷痛，伴胃脘痞满，恶心，乏力，颈强背直，曾查胃镜，显示浅表性胃炎，颈椎片未见异常。舌质淡，苔白腻，脉弦滑。西医诊断：①高血压病；②浅表性胃炎。中医诊断：眩晕。证属脾失健运，胃气失和，风痰上扰。治宜健脾和胃，息风化痰。方用自拟化痰醒脑方加减：制半夏 9g，白术 10g，天麻 10g，茯苓 15g，车前子 15g（布包），钩藤 15g（后下），夏枯草 15g，地龙 10g，砂仁 9g（后下），葛根 20g，木瓜 20g，陈皮 12g。药服 7 剂，头晕头痛明显减轻，恶心症除，余症亦不同程度缓解，血压 130/84mmHg，唯纳谷不香，上方加炒麦芽 15g 继服。7 剂后诸症悉平，血压稳定在正常范围内。

【按语】本方功效为健脾燥湿，化痰息风。方中半夏、白术、茯苓健脾燥湿化痰；天麻、钩藤平肝息风，天麻专入厥阴肝经，功擅平肝息风，《本草纲目》载"为治风之神药"，擅治"风虚眩晕头痛"；槐米清肝降火；车前子滋阴利水；夏枯草清肝明目，利尿降压。诸药相伍，共奏健脾燥湿，化痰息风之效。

五、胃病经验方——半夏和胃汤

【组成】半夏 10g，黄芩 10g，黄连 6g，干姜 10g，陈皮 12g，枳实 12g，厚朴 12g，广木香 10g，鸡内金 10g，党参 10g，焦三仙各 12g。

【主治】急慢性胃炎、胃溃疡、消化不良、胆汁反流性胃炎。症见心下痞满不适，或疼痛，或干呕，或呕吐，肠鸣辘辘，大便溏薄或腹泻，或胃内嘈杂感，舌苔厚或腻，脉沉弦滑。

【禁忌】胃脘痞满属虚寒或热结者不适用本方。

【典型病案】罗某，女，60 岁，教师。胃脘痞满数年，纳食不佳，食后痞满加重，甚则毫无食欲，身体羸弱，大便溏薄，时胃脘嘈杂，口干苦而呕恶，胃镜检查提示慢性萎缩性胃炎。病检伴见肠腺化生。舌胖苔厚，脉缓。以上方化裁 1 周后病情明显好转。连用 1 个月症状消失。

【注意事项】本方组成重在寒温并用以调理中焦气机，黄芩、黄连、干姜三味药的用量应用心调整，否则用药虽同但见效不著。

【按语】半夏和胃汤由畅老从半夏泻心汤化裁而来，用于上热下寒，寒热错杂的痞证。畅老遵中满者忌甘之意去甘草、大枣，而配以行气消食导滞的陈皮、木香、枳实、厚朴、鸡内金、焦三仙，可见半夏和胃汤更偏重用于寒热错杂夹有饮食积滞、胃失和降者。

六、失眠经验方——柴胡温胆汤

【组成】柴胡9g，黄芩10g，半夏10g，陈皮15g，茯神15g，枳实10g，竹茹10g。

【主治】失眠。症见胸胁满闷、呕恶、心烦、口干、口苦、失眠、多梦易惊，大便不爽或黏滞，舌质红、苔白厚，脉弦滑。

【加减】伴有性格急躁、心悸者加龙骨、牡蛎；伴有纳差者加焦三仙；痰湿较重、头闷、呕恶者加藿香、佩兰；失眠较重加紫贝齿、珍珠母、灵磁石。

【典型病案】张某，男，57岁，运城市盐湖区刘家庄人。因"纳呆10年，失眠4年"就诊。患者近10年来食欲差，进食稍多后即胃脘胀满不舒，无烧心、反酸。平素性格急躁易怒，时常口苦，近4年来睡眠差，梦多，每晚需要服安定片方可入睡。大便每日3次，不成形，排便不畅，舌淡红，苔白厚，脉弦。用上方加减，7剂即效，未再复诊。

【按语】畅达先生认为痰与气常常相兼为患，水液因气郁、气滞停留不行而成痰，痰又会进一步使气郁、气滞加重，形成恶性循环，温胆汤清热化痰之力强但疏肝理气之力弱，故合用柴胡类方加强疏肝之力，组成其治疗该型失眠的经验方。畅达先生谨守病机又灵活变通，在清胆和胃、化痰理气的基础上，用焦三仙健脾以治痰湿之本，又有佩兰芳香化湿，茯神代茯苓健脾宁心安神，牡蛎散水饮、化痰浊，加龙骨、紫贝齿重镇安神以治标，全方肝胆脾胃同治，肝气调达、气机得畅，热除痰清，脾运来复，水津四布，痰浊自消，胆自宁和，神安气定则可眠。

七、咳喘经验方——三拗三子生脉饮

【组成】麻黄 6g，杏仁 9g，炙甘草 9g，苏子 10g，莱菔子 10g，白芥子 10g，党参 10g，麦冬 6g，五味子 6g。

【主治】慢性支气管炎、慢性阻塞性肺疾病、支气管哮喘。症见长期或反复发作的咳嗽、咳痰，或伴有喘息，或有痰鸣音，舌淡红，苔白，脉缓或沉细。

【加减】寒邪痰饮较重，加干姜、细辛。

【禁忌】新病的咳喘忌用。

【典型病案】秦某，男，41 岁，新绛县人。2006 年 9 月 19 日初诊。发作性咳嗽气喘 3 年。患者 3 年前无明显原因出现发作性咳嗽、喉间咝咝作响，气息喘促不适，有大量白色清稀痰，曾做各种检查，未见明显异常，诊断为咳嗽变异性哮喘，服用强的松类西药虽可缓解，但稍受风寒，症状复又出现或加重。近年来发作频繁，影响劳作，纳食尚可，二便正常。舌色稍红，苔淡黄而薄，脉缓。证属三拗三子生脉饮汤证，方药：麻黄 6g，杏仁 9g，炙甘草 9g，苏子 10g，莱菔子 10g，白芥子 10g，细辛 3g，半夏 9g，干姜 3g，党参 9g，五味子 6g，陈皮 12g。上方服 7 剂后，10 月 5 日复诊，咳、喘均明显缓解，舌色转正，上方去桑皮，继服 10 剂。一年后因其他病症来诊，云其自服前 17 剂后病情已完全缓解，即使外感，咳喘亦很少发作，遇有咳喘，再以上方服用数剂则完全缓解。

【按语】慢性气管炎、肺气肿、肺心病、哮喘等患者，临床多以病程长、易反复为特点，畅老认为其基本病机表

现为肺失宣降，痰气壅盛，心肺气阴不足，因而选择宣肺
祛痰平喘的三拗汤、健脾行气化痰的三子养亲汤和气阴双
补的生脉饮，组成治喘、哮的基本用方。若遇痰湿内盛，
痰多清稀者，还常加用苓桂术甘汤；对肾不纳气者，又常
在上述方药中加入山茱萸、枸杞子、核桃仁之类，以补肾
纳气而平喘；对痰热壅盛，痰黄黏稠者，常加入瓜蒌、浙
贝母等药，临床用于喘病、哮病的发作期和慢性持续期均
有满意疗效。

八、肠易激综合征经验方——四逆痛泻方

【组成】柴胡 6g，甘草 9g，枳壳 12g，陈皮 12g，白术
12g，白芍 12g，防风 10g。

【主治】溃疡性结肠炎，肠易激综合征，结肠炎。症见
肠鸣腹泻，大便泄泻，泻后痛减，不思饮食，或身乏无力，
舌苔薄白，脉两关不调，弦而缓。

【禁忌】①肠道湿热之泄泻者禁用。②食滞肠胃之泄泻
者禁用。③脾气亏虚及肾阳亏虚之泄泻者禁用。

【典型病案】李某，女，60 岁，海南省某单位。2012
年 1 月 10 日初诊。腹痛腹泻十余年。患者于十余年前无特
殊原因出现腹痛腹泻，日十余次，腹痛即泻，泻后可缓解
一时，后复如是，经各大医院检查确诊为"结肠炎""肠易
激综合征"等，中西医多法治疗或可收效一时，但旋即复
发如故，且有日益加重之势。现诊：腹泻日十余次，泻前
腹痛甚剧，或绞痛、或隐痛不一，大便不畅，并兼有下坠
及里急后重感，大便或溏或泻如水状，便中不杂有脓血，
但时见白色黏液。饮食如故，并兼过敏性鼻炎五六年，右

膝关节退行性骨关节炎，近期发作正甚。舌淡，苔白略厚，左脉弦，而右脉沉缓。证属四逆痛泻方证，药用：柴胡9g，白芍30g，枳壳10g，炙甘草10g，防风9g，白术15g，苍术10g，陈皮10g，广木香9g，元胡12g，茯苓18g，苍耳子9g，白芷9g，水煎服，日1剂。上方服7剂后腹痛腹泻明显好转，大便日3次，便前腹痛减轻，可以忍受，即以上方加山药15g继服1周，腹痛完全缓解，大便日2次，仍溏而不成形，乃以上方减白芍至15g，继服1周，再诊时诉大便虽略成形，但腹痛又较前有所加重，乃复加白芍至30g，再服1周复诊时云其腹痛基本缓解，大便日2次，虽不成形，但不再稀溏，且诉服药期间不惟腹痛腹泻明显缓解，过敏性鼻炎症状也未发作。又1个月后随诊，病情基本稳定，未再复发。

【按语】四逆散见于《伤寒论》第318条"少阴病，四逆，其人或咳、或悸、或小便不利、或腹中痛、或泄利下重者，四逆散主之"，是调理气机的基本方。病机为肝气郁结，气机不畅。方中柴胡疏肝解郁，透达阳气，枳壳（实）理气散结，以利脾胃，二药一升一降，解郁开结，舒达阳气，芍药、甘草酸甘化阴而柔肝缓急，和柴胡之疏肝、枳壳之利脾胃，有调理肝脾之功，柴胡、枳壳入气分、芍药入血分，故又调和气血。痛泻要方出自《景岳全书》引刘草窗方，为脾虚肝旺之泄泻的常用方，畅达先生抓住两方共有肝脾不调的病机，以四逆散、痛泻要方合方加味治疗因肝脾不调所致的痛泻效果显著。

九、癫痫经验方——定痫散

【组成】香附 20g，郁金 20g，广木香 20g，白矾 10g，朱砂 10g，丹参 30g，地龙 30g。

【主治】癫痫。症见癫痫日久，时发时止，口吐白沫、四肢抽搐，口唇面颊发青，舌质淡红，苔白厚或腐，脉弦滑。

【用法】上药共研细末，每日 1 次，每次 6g，温开水送服。

【禁忌】脾胃虚寒者慎用。

【典型病案】罗某，女，17 岁，家住临猗县粮食局。1996 年 12 月 24 日初诊，一过性意识丧失 1 年。患者 1 年多前吃饭时不自主地将手中筷子掉落，有短暂性意识丧失，片刻后可恢复，此后反复发作，服抗癫痫药病情可缓解，但倦怠乏力明显，且记忆力下降。查舌淡，苔白厚，脉沉弦。诊断：癫痫，辨证属痰阻心窍。治法：涤痰开窍，理气散结。方药：香附 20g，郁金 20g，广木香 20g，白矾 12g，朱砂 10g。2 剂，研末，分为 10 包，日 1 剂。1997 年 2 月 18 日复诊，服药期间，停用现有西药后自觉思维较前敏捷，发作次数较前明显减少，舌淡，苔白厚，脉沉弦。上方加菖蒲 20g。2 剂，用法同前。1997 年 4 月 15 日复诊，停药数日，近来天气变化时有发作，持续时间较前延长，舌淡，苔白厚，脉沉弦。拟方如下：香附 20g，郁金 30g，广木香 20g，菖蒲 20g，白矾 12g，远志 12g，2 剂，用法同前。5 月 27 日复诊，现偶有发作，自觉晨起、午睡起后双手无力，记忆力较前下降，考虑久病，从痰瘀论治，予以血府逐瘀汤加减。当归 12g，生地黄 12g，赤芍 15g，川芎 6g，桃仁 10g，红花 10g，柴胡 6g，桔梗 6g，枳壳 12g，菖蒲 9g，郁金 12g，生龙骨（先煎）、生牡蛎各 30g（先煎），胆南星 6g，生铁落 30g（先煎）10 剂，日 1 剂，水煎服。6 月 13 日复诊，现无不适症状，癫痫未再发作，下唇起口疮，舌偏暗，苔黄略厚，少津。效不更方，继服上方 10 剂。1997 年 6 月 27 日复诊，自行停药数日，未再出现明显不适，上方加麦芽 12g，神曲 12g，以护胃。10 剂，水煎服。1997 年 8 月 1 日复诊，病情稳定未再发作，以癫痫散缓图，以资巩固。

【按语】癫痫发作时多循豁痰顺气、平肝息风、通络镇痉、宁心安神定惊、清肝泻火等法治疗，效者居多，不效者亦不乏其例。畅老常从痰、瘀、气、风着眼而采用活血息风、涤痰理气之法收效。定痫散是畅老在长期的临床实践中总结形成的一个治疗癫痫的验方，其中白矾为一味主药，缺之不可。白矾为矿物明矾石经加工提炼而成的结晶。主要化学成分为十二水合硫酸铝钾。外用能解毒杀虫、燥湿止痒；内用止血，止泻，祛除风痰。主治：中风、癫痫、喉痹、疥癣湿疮、痈疽肿毒、水火烫伤、口舌生疮、烂弦风眼、聤耳流脓、鼻中息肉、疮痔疼痛、崩漏、衄血、损伤出血、久泻久痢、带下阴痒、脱肛、子宫下垂等。《卫生杂兴》中化痰丸治风痰痫病："生白矾一两，细茶五钱，为末，炼蜜丸如梧子大。一岁十丸，茶汤下。大人五十丸，久服痰自大便中出。"

十、鬼箭羽清热通淋治疗淋证

鬼箭羽系卫矛科植物卫矛的具翅状物的枝条或翅状附属物,性味功效在《本经》中即有载述,一直作为"破血、通经、杀虫"药而载于历代本草,主治经闭、痛经、产后瘀阻腹痛及虫积腹痛。治疗多偏重于妇科疾病,未见记述其有利尿通淋,清热解毒作用。自 20 世纪 60 年代中期以来,畅老根据民间验方,用鬼箭羽单方或组方治疗泌尿系感染、前列腺炎、前列腺肥大疗效满意。其清热通淋功效在我院已经历了 30 余年的反复验证。

治疗泌尿系感染:以大柴胡汤、八正散或导赤散加本品 30～60g 治疗,疗效满意。如治一女患者,45 岁。1 年来反复出现尿频、尿急、尿痛症状,本次就诊时病已半个月而缠绵不愈。现症尿频、尿急,小腹疼痛,大便秘结,舌质红,苔黄厚,脉弦数。经查尿常规:白细胞(++++),尿蛋白(-)。血常规:白细胞 12×10^9/L。西医诊断:急性膀胱炎;中医诊断:热淋。证属湿热下注,予八正散加减 4 剂,症状虽有缓解,但小便淋涩,小腹疼痛未见减轻。于前方加鬼箭羽 30g,连服 4 剂病情大减,继进 4 剂,病情完全缓解。之后,又嘱其以鬼箭羽 30g,水冲作茶饮,连服 2 周。1 年后随访患者,再未复发。

治疗前列腺炎:将鬼箭羽粉碎为粗末,每包 30g,水冲作茶饮,连服 30 天为 1 个疗程。

前列腺肥大尿潴留:自制沉香琥珀散(沉香 3g,琥珀 10g,鬼箭羽 30g,水蛭 5g,川军 5g,萹蓄 10g,草薢 10g,共研细末)内服,每次 15g,每日 3 次,开水冲服。并配以

皂角子粉吹鼻，病人坐浴热水盆中。（《中国中药杂志》2000 年 25 卷第 2 期）

十一、向日葵茎髓治疗带下病

向日葵为菊科草本植物，全植物各部皆可入药，且各具特点。向日葵茎髓入药，首见于《江苏药材志》，其成分主要为多糖、绿原酸、新绿原酸、4－O－咖啡酰奎宁酸、东莨菪苷。有报道可用于治疗小便不利、血淋、尿路结石、乳糜尿等病证。向日葵茎髓性味甘、淡、微苦，具有良好的利水、祛湿止带作用。畅达主任医师用其治疗脾失健运，水湿之邪下注而形成的带下色白，量多，质地清稀无味者，具有确切的治疗效果。其药理作用可能与向日葵茎髓中所含的东莨菪苷抑制多种腺体分泌，而使阴道内腺体分泌减少有关。

【典型病案】张某，女，41 岁。1997 年 9 月 21 日初诊。白带量多质清稀 4 个月，伴腰腹重坠疼痛，四肢倦怠乏力，食纳不佳，曾先后选用多种抗生素内服外用，疗效不佳，诊其舌体淡胖、有齿痕，脉滑。证属脾失健运，湿邪内停，下注带脉。处方：向日葵茎髓 3 尺，苍术 15g，白术 12g，茯苓 12g，薏苡仁 30g，川断 15g，蒲公英 15g，怀牛膝 15g，车前子 15g（包），泽泻 10g，白果 10g（捣），服药 7 剂，病告痊愈。

十二、枳实宽肠下瘀治疗痔疮

枳实具有破气消积，化痰散痞功用，临床多用于积滞内停，痞满胀痛，泻痢后重，大便不通，痰滞气阻，胸痹，结胸，脏器下垂。如《伤寒论》用麻仁丸治疗脾约证（便秘）中含有枳实，《金匮要略》："胸痹，心中痞，留气结在胸，胸满，胁下逆气抢心，枳实薤白桂枝汤主之。"《千金方》：枳实石上磨平，蜜炙暖，更互熨之，缩乃止。但少有用于痔疮。畅达先生临床应用单味药枳实治疗痔疮出血的经验来源于已故晋南名医，其父畅平先生，具体经验在《畅平医论医案》一书中有典型病例的记载。畅达先生在临床上治疗出血性痔疮，枳实用量一般在30~60g，可与槐角丸、黄土汤合用。

【典型病案】李某，男，53岁。1997年9月15日来诊。肛门坠胀时作1年，伴便血3天。近1年来肛门有时坠胀，3天来，便前便后皆出血，血色鲜红，量多，既往痔疮病史。查舌红苔薄白，脉沉弦。诊断：痔疮。证属热郁于肠，伤络迫血。治法：清热宽肠，凉血止血。方药：炒枳壳30g，生地榆30g，生地黄15g，焦黄芩9g，3剂水煎服，第3煎取汁温热坐浴，每次15~20分钟，日2次。9月18日复诊，药后肛门坠胀感减轻，便血止，舌红，苔薄白，脉沉弦。上方加槐米9g，5剂，水煎服。

十三、青黛治疗口腔溃疡

青黛，为爵应酬科植物马蓝、蓼科植物蓼蓝、十字花科植物菘蓝的叶或茎叶经加工制得的干燥粉末、团块或颗粒。具清热解毒、凉血消斑，泻火定惊等作用，在古代亦常用于印染布匹、画眉等。主要用于温病热盛，斑疹，吐血，咯血，咽痛口疮，小儿惊痫，疮肿，丹毒，蛇虫咬伤等。《开宝本草》："主解诸药毒，小儿诸热，惊厥发热，天行头痛寒热，煎水研服之。亦摩敷热疮、恶肿、金疮、下血、蛇犬等毒。"《岭南采药录》："可涂疮及疮腮。又治眼热有膜及吐血，内服之。"畅达先生用青黛治疗口腔溃疡，常常让患者先用干净的纱布或棉棒蘸蜂蜜将口腔溃疡表面的白膜擦掉，以轻度渗血为度，然后将青黛粉末涂覆于疮面，1日3~4次，一般3~5日即有明显效果。

【典型病案】陈某，女，53岁，山西省运城人。2004年1月4日初诊。口舌溃疡1周。1周来口舌多处溃烂，疼痛，影响进食，心烦急躁，夜眠不安，小便短赤，大便日1次。检查：舌尖红，舌尖、舌左侧边及下唇内有四处溃疡面，小者如绿豆大，大者则如黄豆大小，色红，上有白色假膜，脉滑数。证属清胃散证，用药：当归12g、生地黄15g，丹皮15g，升麻9g，黄连9g，生石膏30g，黄芩10g，桑白皮15g，土茯苓20g，生甘草9g，蒲公英20g，赤芍15g，青黛2g（冲服）。上方5剂，水煎服。另以青黛少许涂于溃疡处，服药后次日溃疡则渐次痊愈。之后再复发用上方依然有效。

【按语】口腔溃疡属中医"口疮""口糜"等范畴，《金匮要略》称之为"狐惑病"，《素问·气厥论》说："膀胱移热于小肠，膈肠不便，上为口糜""脾开窍于口，其华在唇""心开窍于舌"，足太阴脾经连舌本，散舌下，故口疮的发生与心脾关系极为密切，由于心脾蕴热，积热上熏于口舌而生疮，此病总的病机可概括为"火""虚"，故治疗以清热凉血，益气养阴为主；畅老以清胃散清心脾之热，胃为多气多血之腑，胃热每致血分亦热，加用土茯苓、青黛、蒲公英、赤芍以清热凉血解毒，共奏清胃凉血之功。

畅老临床治疗顽固性溃疡，常用土茯苓与青黛两药，尤其青黛，做散剂冲服或少量外用于溃疡表面，有良好疗效。

十四、白芍缓急治疗聚证

白芍为毛茛科植物芍药的根，性微寒，味苦、酸，平肝止痛，养血调经，敛阴止汗。用于头痛眩晕、胁痛、腹痛、四肢挛痛、血虚、萎黄、月经不调、自汗、盗汗。《本经》："主邪气腹痛，除血痹，破坚积，治寒热疝瘕，止痛，利小便，益气。"《金匮要略》以治妇人怀妊腹中疙痛："当归三两，芍药一斤，茯苓四两，白术四两，泽泻半斤，芎藭半斤（一作三两）。上六味，杵为散。取方寸匕，酒和，日三服。"《金匮要略》以临床使用多配合炙甘草以缓急止痛。如《伤寒论》芍药甘草汤（《圣济总录》芍药汤））。治产后血气攻心腹痛：芍药二两，桂（去粗皮）、甘草（炙）各一两。上三味，粗捣筛，每服三钱匕，水一盏，煎七分，去滓，温服，不拘时候。《岁时广记》治脚气肿痛："白芍药六两，甘草一两。为末，白汤点服。"畅达临床治疗疼痛性的疾病常常使用白芍，剂量为 15～60g。

【典型病案】徐某，男，43 岁，山西省运城市八里铺人。1997 年 4 月 8 日初诊。左上腹如物鼓起时作 1 个月。患者 1 个月来每于夜间则见左上腹部鼓起有形，时现时消，发作时腹中辘辘有声，疼痛，饮食欠佳，大便通畅。舌红，苔根部黄腻，脉沉弦。西医诊断：肠胀气；中医诊断：聚证，证属中阳不振，寒凝气聚。治法：温中散寒，缓急降气，用药仿大建中汤之意：川椒 9g，生姜 15g，蜂蜜 30mL，炒白芍 60g，炙甘草 15g，木香 9g，3 剂，日 1 剂，水煎服，留渣敷左上腹部，每次 15～20 分钟，日 2 次。4 月 11 日复诊，服药期间，聚瘕未作，大便溏稀，日 2 次，仍不思饮食，舌质淡，苔白，脉沉而略弦，上方加白术 12g，白蔻仁6g，鸡内金 9g，以健脾化食，助运消食。4 剂水煎服。4 月15 日复诊，药后病情未再发作，饮食较前改善，大便仍溏，予以附子理中丸，每次 9g，日 2 次，口服。

第七章　临证验案撷英——汤方辨证应用实例

汤方辨证是方证对应的进一步升华，是中医临床辨证的重要思维模式。汤方辨证注重分析疾病的主要矛盾，更强调通过辨兼症识别方证的病机，从病因病机、主症、兼症、舌脉、禁忌证、方证辨疑等整体把握疾病的全过程。畅达先生国内率先提出汤方辨证的概念并不断完善其理论体系，与弟子李祥林、南晋生共同编著了《汤方辨证及临床》一书，对理论进行了全面总结，列举 100 多个方证分析及鉴别，该书对临床医师辨证水平的提高具有极大帮助，此次在原书部分方证后列举典型案例，进一步增加了可读性。汤方辨证不仅适用于经方，也可推广应用于后世方药。

一、大青龙汤证

【出处】《伤寒杂病论》。

【方药组成】麻黄 12g，桂枝 10g，炙甘草 10g，杏仁 10g，生姜 9g，大枣 10g，石膏 30g。

【病机】外感风寒兼有里热，阳虚饮停化热。

【汤证脉症】

主症：恶寒发热，无汗，烦躁。

兼症：肢体关节烦疼，身疼痛，口渴不欲饮水，身体重着时轻时重。

舌脉：舌淡红，脉浮紧。

【禁忌】本方发汗作用强烈，体质较好者，用之无妨。体质虚弱者慎用。

【典型病案】

背痛案

薛某，女，56 岁，山西万荣南张乡人，农民。2010 年 4 月 7 日初诊。患者两肩胛骨间固定不移疼痛 2 年，伴见胸闷重着如有石压，烦躁不安，时有夜间阵发性咳嗽，无痰。口渴不欲饮水，发病后曾多方就医。病初系统检查排除心血管疾病和肺系疾病。也曾多方服用中西药物未见好转。舌体胖大，苔水滑，脉沉弦紧。畅老将此病诊为溢饮，证属大青龙汤证。处方：生麻黄 10g，桂枝 10g，杏仁 10g，石膏 20g，甘草 10g，生姜 20g，大枣 3 枚。服 14 剂，背痛痊愈。

【按语】《伤寒杂病论》中对大青龙汤的论述仅有 3 条。《伤寒论》第 38 条："太阳中风，脉浮紧，发热恶寒，身疼痛，不汗出而烦躁者，大青龙汤主之。若脉浮弱，汗出恶风者，不可服之。服之则厥逆，筋惕肉瞤，此为逆也。"第 39 条："伤寒脉浮缓，身不疼，但重，乍有轻时，无少阴证者，大青龙汤发之。"《金匮要略·痰饮咳嗽病脉并治第十二》中有"病痰饮者，当发其汗，大青龙汤主之，小青龙汤亦主之"。基于仲景条文所列，历代医家对大青龙汤的临床应用主要在第 38、39 条条文，主张大青龙汤与麻黄汤、桂枝汤为类方，临床以发热、恶寒、不汗出、烦躁四症作为应用大青龙汤的主症，而晚清名医陆渊雷先生则主张将口渴也作为主症之一，认为大青龙汤临证当以五症为使用指征。查阅相关文献，有关大青龙汤的案例均以外感病记载为主，尽管《金匮要略·痰饮咳嗽病脉并治第十二》有大青龙汤治疗溢饮的记载，鲜有有关验案报道。本例患者就诊时，畅老曾细询患者病因，病家细想，说病初在果园疏花劳作，口渴难忍，于是大量饮入冷饮，当时也无太大不适，其后渐渐发病，再者患者体质壮盛，畅老抓住背痛固定不移，口渴不欲饮水，身体壮盛，舌体胖大苔水滑，脉沉弦紧等要点，辨证溢饮而投大青龙汤，药到病除。关于溢饮，《素问·脉要精微论》"溢饮者，渴暴多饮而易入肌皮，肠胃之外也"是该案发病原因而诊断的最好理论依据。临证"怪病""疑难病"的解决，良好的经典理论是最好的支撑。

二、越婢汤证

【出处】《金匮要略》。

【方药组成】麻黄 10g，石膏 30g，生姜 15g，大枣 10g，甘草 10g。

【病机】风水相搏，肺胃郁热。

【汤证脉症】

主症：一身面目悉肿，发热，恶风，小便不利。

兼症：肢体困重，不渴，自汗。

舌脉：舌淡苔白，脉浮。

【禁忌】阴虚证慎用。

【典型病案】

水肿少尿案

符某，男，89 岁。主因突发语言不利、饮水呛咳 5 个月，于 2012 年 11 月 21 日住海南省中医院。诊断为脑梗死。住院后曾出现反复肺部感染、左心功能不全，经用抗感染、利尿剂至 2013 年 2 月上旬感染、心衰均已控制，血常规、肝肾功能及 C - 反应蛋白均无异常，但出现尿少，24 小时出量少于入量 1500mL 以上，双足及眼睑轻度浮肿，再次大量应用利尿剂（速尿 80mg/d）尿量增加不明显。会诊时症见病人精神不振，语言不利，鼻饲流食，大便秘结，小便失禁，时有低热，偶咳嗽，痰少色白，双足及眼睑轻度浮肿，舌淡嫩，脉浮滑。病机肺气被遏，水道不利，治法宣肺利水，证属越婢汤证。处方：麻黄 5g，杏仁 10g，生石膏 15g，瓜蒌 20g，葶苈子 20g，泽兰 15g，赤芍 15g，芦根 20g，白茅根 30g，生姜 10g。上方用 2 剂后，病人尿量明显增加，浮肿消退，无低热，咳嗽减轻，大便通畅。

【按语】本案患者病情复杂，新旧混杂，中风为宿病，水肿、咳嗽为新疾，西医予大剂量利尿药而尿量不增，遂请中医会诊。中医认为该病为水气病，《内经》关于水液代谢讲"饮入于胃，游溢精气，上输于脾，脾气散精，上归于肺，通调水道，下输膀胱，水气四布，五经并行"，指出了肺脾肾在水液代谢上的重要作用。用利尿之法不效，则需要另辟蹊径，从肺论治。患者有低热，咳嗽，痰少色白为肺气不宣，又结合患者双足及眼睑轻度浮肿，《金匮要略》越婢汤为治一身面目悉肿、发热、恶风、小便不利，合乎患者病证，用提壶揭盖之法，宣肺以利水，方中麻黄、杏仁、石膏宣肺，通水之上源，去甘草大枣以免壅滞，加瓜蒌、葶苈子降肺气，泽兰、赤芍活血利水，芦根、白茅根通肺气利小便。

三、大柴胡汤证

【出处】《伤寒论》。

【方药组成】柴胡 12g，黄芩 9g，芍药 9g，半夏 9g，枳实 9g，生姜 15g，大枣 4 枚，大黄 6g。

【病机】少阳、阳明合病。

【汤证脉症】

主症：往来寒热，胸胁或心下满痛，便秘。

兼症：口苦，呕不止，郁郁微烦，心下痞满或胁热下利。

舌脉：舌质红，舌苔黄。脉弦有力。

【禁忌】①不可久服，以免伤脾胃。②阴虚体质不宜服用。

【典型病案】

粉刺案

占某，女，25 岁，山西省唐都医院会计。2015 年 1 月 4 日初诊。面部、前胸和后背红斑，丘疹，部分丘疹上有脓头，伴瘙痒反复发作 2 年。曾就诊于多家医院，诊断为"痤疮"，中西医治疗后皮损好转。刻诊：近 2 个月无明显诱因颜面部出现密集红色斑丘疹，小囊肿，部分丘疹上有脓头，少量结节，油腻感重，触痛明显。平素饮食可，睡眠一般，小便正常，月经干净 1 周，性格急躁，情绪不稳，烦躁，少腹不舒，大便 3 ~ 5 日 1 行，干燥，舌质红，苔黄，脉弦有力。中医诊断：粉刺（痤疮），属大柴胡汤证，方用大柴胡汤加减。药用：柴胡15g，黄芩9g，半夏9g，枳实9g，芍药9g，大黄6g，桑叶10g，菊花20g，连翘20g，蒲公英30g，白芷10g，15剂，日1剂，水煎，分早晚饭后服。

2015年1月22日二诊，15剂后颜面部大部分红斑丘疹消失，囊肿结节变小，油腻感明显减轻，大便日1行，少腹不适消失。上方去大黄、蒲公英，加郁金15g，香附15g以疏肝理气，又开10剂，服至第6剂时来电话告知月经来潮，说面部尽留有红印，偶有1~2个新丘疹，告诉患者停用中药，月经干净后5天再服完剩下4剂。4剂服后无新疹再出，来点告知停药，嘱患者平素保持良好心态，少食辛辣、甜腻、油炸之物。

【按语】大柴胡汤是《伤寒论》仲景为少阳、阳明合病证而设之方，汤方本症以往来寒热、胸胁苦满、呕不止、心下痞硬为主症，兼有大便不解或协热下利、舌苔黄，脉弦数有力。此案畅老从阳明胃经在颜面经络循行分布为局部辨证要点，从情绪烦躁、大便秘结兼症辨别入手，为汤方辨证中辨兼症识病机的典型思辨方法，辨证为少阳阳明合病，故用大柴胡汤而显效。

四、小柴胡汤证

【出处】《伤寒论》。

【方药组成】柴胡24g，黄芩9g，半夏9g，人参9g，甘草6g，生姜9g，大枣4枚。

【病机】少阳枢机不利。

【汤证脉症】

主症：口苦、咽干、目眩、往来寒热、胸胁苦满、默默不欲饮食、心烦、喜呕。

兼症：耳聋、目赤；或胸中烦而不呕，口渴；或腹中痛，胁下痞硬；或心下悸。小便不利；或不渴，身有微热；或咳。

典型舌脉：舌淡红，或舌尖红，苔白，脉弦或弦细。

【禁忌】①凡邪在肌表，未入少阳，或已入里，阳明热盛者，皆不宜使用本汤方。②凡劳倦内伤，饮食失调，气虚血虚，症见寒热者，非本汤方所宜。

【典型病案】

1. 头痛案

王某，男，57岁，居住于山西省运城市禹都花园。因头闷痛8个月于2013年4月15日初诊。患者8个月前因生气后出现头闷痛，以枕部为主，颈部僵硬，乏力，易汗出，纳可，睡眠正常，大便日2次，小便正常。查：舌暗红，苔黄腻，脉弦滑。辅助检查：TCD：脑动脉硬化，椎基底动脉、左侧大脑动脉血流速度减慢。血脂、血常规、凝血系列未见明显异常。辨证属小柴胡汤证，治法为疏肝清热，化痰升清，以小柴胡汤加减：柴胡6g，黄芩10g，半夏9g，菖蒲10g，夏枯草15g，菊花15g，丹参15g，郁金10g，神曲10g，荷叶10g，7剂，日1剂，水煎服。

2013年5月13日复诊，头痛减轻，颈部僵硬减轻，乏力、汗出好转，没事时左腹部不适，舌质淡暗，苔薄黄，脉沉弦。上方加佛手12g，香附10g，7剂继服。

2013年5月25日复诊，诸症减轻，现觉胃脘不适感，无疼痛，口苦，大便稀，上方加藿香 10g，白蔻仁 6g 后下，7 剂水煎继服。

【按语】小柴胡汤是调肝的要方。情志不舒引起肝气郁结，气有余便是火，气郁日久化火，肝火灼伤津液则成痰，痰热导致则清阳不升反见头闷。肝阴被伤，肝阳偏亢见头痛。畅达先生活用小柴胡汤加减治疗头痛时，加夏枯草、菊花清肝火，加菖蒲、郁金清化痰热，加荷叶以升清，加神曲以健脾消食、和胃化痰。又"气滞则血瘀"，颈部僵硬、舌暗红为血瘀之象，故用丹参以凉血活血。

2. 多汗病案

程某，男，52 岁。2014 年 9 月 2 日初诊，多汗 2 个月。近 2 个月来，稍动即汗出，平素脾气暴躁，自半年前着凉后出现双膝关节抽痛时作，近两周来双肩关节亦时有疼痛，严重时影响睡眠，饮食及二便正常，10 天前曾经他医以玉屏风散、桂枝汤及牡蛎散等药治疗，初服有效，但继服无效。舌淡红，苔白厚，脉沉弦滑。辨证当属小柴胡汤证，药用：柴胡 9g，黄芩 10g，半夏 10g，桂枝 10g，白芍 20g，生龙骨 30g（先煎），生牡蛎 30g（先煎），片姜黄 12g，山茱萸 20g，五味子 10g，乌梅 9g，浮小麦 30g，7 剂，日 1 剂，水煎服。

2014 年 9 月 10 日复诊，服药后出汗明显减少，而且关节抽痛明显缓解，嘱其上方继服 10 剂。

【按语】治疗汗证，多从益气养阴或调和营卫着手，而该患者已经长期就诊，此两方面治疗效果均不佳，故须打破常规，畅老选用柴胡剂，原因是患者平素性情暴躁，肝主筋，其关节抽痛，应从少阳病着手，选柴胡方作为基础方，加用桂芍调和营卫；生龙骨、生牡蛎、山茱萸、五味子收敛止汗；另选片姜黄，其性辛、苦、温，归肝、脾经，破血行气，通经止痛，临床用于血滞经闭，行经腹痛，胸胁刺痛，风湿痹痛等证。

3. 皮肤瘙痒案

张某，男，46 岁。2013 年 4 月 8 日初诊，患者全身皮肤瘙痒、干燥近半年。就诊多家医院。给予抗组胺药治疗，停药反复发作。检查全身皮肤抓痕，血痂明显，心情烦躁，表情痛苦，口干、口苦不欲饮，舌质边红，苔白，脉弦数。辨病为风瘙痒病，证属小柴胡汤证。方用小柴胡汤加减：柴胡 10g，黄芩 10g，半夏 10g，蝉衣 10g，荆芥 10g，防风 10g，党参 10g，生地黄 10g，大枣 10g，7 剂，日 1 剂，水煎服。

2015 年 4 月 15 日二诊，7 天后瘙痒明显减轻，心烦未见明显改善，上方去蝉衣加百合 10g，麦冬 10g，继服 7 剂。

2015 年 4 月 23 日再诊，瘙痒消失，心烦改善，上方再服 5 剂以巩固疗效。

【按语】小柴胡汤是《伤寒论》少阳病篇主方，只要具备本方证病机便可应用。此案应用本方证的依据：①口苦、口干、欲冷饮；②瘙痒反复发作（寒热往来）；③舌淡，边红，苔白，脉弦。本案中主症虽为皮肤瘙痒，但据其兼症可以推断本证的病机是少阳枢机不利，符合小柴胡汤的主治适应证，所以获得良好的临床疗效。

五、四逆散证

【出处】《伤寒论》。

【组成】柴胡6g，枳实6g，白芍6g，甘草6g。

【病机】气机不畅，阳郁不伸。

【汤证脉症】

主症：手足不温，胸胁满闷疼痛，腹中痛，泄利下重。

兼症：或咳，或悸，或小便不利，或精神抑郁，食欲不振；或脘腹疼痛，乳房作胀，月经不调，心烦易怒。

典型舌脉：舌质红，脉弦。

【禁忌】①阴寒内盛，阳气衰微所致之"寒厥"忌用。②热邪内伏，阳气不得透达所致之"热觉"忌用。

【典型病案】

1. 腹痛案

原某，女，40岁，山西河津市人。因间断少腹疼痛10年于2013年5月27日初诊。患者近10年间断少腹隐隐作痛，喜温畏寒，时剧，部位不定，现延至胃脘，无吐酸，大便秘结，2~3天1次，在外院多次就诊治疗，用活血化瘀药效不佳，月经前期，经前及经期痛经明显，有血块，末次月经期为2013年5月15日。查：舌淡红，苔白，脉弦细。辨证属四逆散证。治法调肝理气、温阳散结。处方：柴胡9g，白芍15g，枳实12g，炙甘草9g，橘核10g，荔枝核12g，乌药9g，小茴香15g，香附10g，元胡12g，当归15g，莱菔子12g，7剂，日1剂，水煎分2次服。

2013年6月3日复诊，服上方后觉症状明显好转，近日劳累后有所反复，舌淡嫩，苔白，脉弦细。继服上方7剂。

【按语】腹痛病机多因寒、因瘀、因虚。因患者痛在少腹，属肝经循行之处，且有部位不定，是气郁问题，喜温畏寒是有寒邪在内，寒阻气机，寒性收引凝滞则时剧，因此，其病机为气机不畅，寒滞肝脉，治宜温经散寒，疏肝理气止痛。四逆散见《伤寒论》第318条"少阴病，四逆，其人或咳、或悸、或小便不利、或腹中痛、或泄利下重者，四逆散主之"，四逆散是调理气机的基本方，腹痛是其使用的一个重要指征，加乌药、小茴香、当归，有《景岳全书》暖肝煎之意，加橘核、荔枝核行气散结，香附、元胡均入肝经，能够活血行气止痛。

2. 便秘案

任某，女，42岁，山西永济市董村人。因大便不畅2年于1997年6月6日初诊。患者2年来大便质不干，但行而不畅，伴左脐腹部疼痛，曾服三株口服液、番泻叶等，时轻时重，1994年曾行子宫全切术（子宫肌瘤）。查体：左脐腹部压痛阳性，可触及肠型。舌边尖红，苔薄白，脉弦滑，偏数。辨证属四逆散证。治法理气健脾。处方：柴胡12g，白芍20g，枳实15g，炙甘草9g，木香10g，槟榔10g，黄芪12g，当归20g，生姜3片，蜂蜜30mL。4剂，日1剂，水煎，分2次服。

1997年6月10日复诊，服药期间，大便通畅，左脐腹部疼痛明显缓解，舌偏红，苔薄白，脉弦滑。上方加炒莱菔子9g，3剂，水煎继服。

【按语】患者有子宫肌瘤手术在先，病后难免气机郁结，临证抓住气郁、大便不畅、左脐腹部疼痛、舌边尖红、脉弦等四逆散证的主症、舌脉，用之调肝气，在此基础上，加入木香、槟榔调理中焦气机，加入当归补血汤，寓疏于补，不使肝疏过度、阴血耗损。又揉合芍药甘草汤，加入蜂蜜既可加强缓急止痛效果，又可润肠通便。

3. 阳举案

胡某，男，66 岁，住山西省运城市盐湖区解放北路。2013 年 10 月 28 日初诊，患者阴茎时时勃起伴脐周抽痛 4 个月。患者近 4 年来时常在睡梦中阴茎勃起，每因脐周抽痛和勃起不适而醒来，醒后勃起缓解，伴胸闷、头闷、腰痛、血压偏低。素体有冠心病史，舌红，苔白，脉弦数。病机属气机逆乱，相火妄动。辨证属四逆散证，治法疏肝理气，敛阳降火。四逆散加味：柴胡 10g，白芍 45g，枳实 10g，生甘草 12g，知母 10g，黄柏 10g，川楝子 15g，茯神 15g，锁阳 10g，7 剂，每日 1 剂，水煎，分早晚服。

2013 年 11 月 4 日二诊，诉夜间阳举脐周痛减轻，但仍夜夜发作。入睡后仍勃起不舒，上方白芍加至 60g，黄柏加至 20g，生甘草加至 15g，7 剂，日 1 剂，水煎分早晚服。其后患者未再就诊。

2015 年 1 月 1 日电话随访，药尽，阳举已愈。

【按语】《灵枢·经筋》篇曰："足厥阴之筋……伤于寒则阳缩入，伤于热则纵挺不收。"这段描述是中医经典著作中最早记载阳举病的文献，同时也说明阳举病的原因是足厥阴经有热。《本草经疏》认为此病因"命门火实、孤阳无阴"，足厥阴肝经循行于阴器，肝之经筋结于阴器，络诸筋，故肝主宗筋，若肝经热盛，络脉瘀阻，则宗筋纵挺不收，阳举病位多在肝、肾，病性多为实证、热证。此例患者在诊疗过程中，畅老还了解到病家初因服用国外一兴阳之品诱发，后虽停用但依然病发频频，苦不堪言。畅老诊此患者面对肝经实热，并未一味苦寒直抑，而是选用调畅气机的"四逆散"，意在条达抑郁之肝肾的"热"邪外出。同时选用知母、黄柏，坚阴气，降妄动相火。畅老指出，肝主一身之气，气机抑制，气有余便是火；气机畅达，郁火自散。此患者虽相火妄动，然年已过八八，肾阳渐衰，一味苦寒直折必伤其根本。畅老在调达肝气、坚阴敛火的同时又用锁阳"益火"，使其不被苦寒所伤，实乃大医之辨。此案同时又是畅老擅用白芍敛阴的又一典型，一诊即有效，但未见痊愈，他一方面加大坚阴降火的黄柏而出手白芍更重，立意敛肝调气。

4. 嵌顿疝案

景某，男，76 岁。1992 年 4 月 22 日初诊。右侧疝囊坠胀疼痛不能还纳 24 小时。患者右侧腹股沟斜疝已有 10 余年，虽疝囊反复坠出，但稍事休息，则能自复，本次于 24 小时前因大便努责，疝囊坠出，经手法复位，不得还纳，疝肿青紫渐重，疼痛坠胀剧烈，遂求治于某院急诊科。诊为嵌顿疝，嘱其住院，即刻手术。家属虑其年事较高且有高血压和左前壁心肌梗死病史，恐手术中有不测之变，转请畅老会诊。查：舌质淡，苔白厚，脉沉弦而紧。血压170/106mmHg，右腹股沟部可见一 8cm × 15cm 的大囊肿，颜色青紫，痛不可触。心电图提示：陈旧性左前壁心肌梗死，左心室肥厚伴劳损。据脉症辨证属四逆散证范围，在外科严密监护下，用中药治疗，药用：柴胡 12g，白芍 45g，枳壳 15g，炙甘草 9g，小茴香 15g，乌药 10g，川楝子 15g，橘核 15g，荔枝核 12g。1 剂，水煎急服，并以药渣热敷疝肿，2 小时后，疼痛坠胀缓解，疝肿渐趋缩小，又守方继进 2 剂，病情完全缓解。

【按语】寒疝从肝论治为常法，常用天台乌药散之类，畅老师宗前贤之法从肝论治，不拘泥于方而以四逆散为主治疗，四逆散行气止痛疗效确切，配以外治之法，使危急之症缓解于顷刻，其活学活用，发扬创新之治学精神可见一斑。畅老凡治局部疼痛之症，常嘱患者以药渣热敷，每获佳效。

5. 胆囊术后综合征案

陈某，女，36岁。1988年9月20日初诊。主因右胁下疼痛1个月，经B超检查诊为胆结石并行胆囊摘除术。术后3日猝发右胁下手术切口处剧痛，阵阵而作，牵及右肩背，伴恶心、呕吐，冷汗涔涔，大便秘结。B超检查提示：手术切口部位下可见一3cm×5cm大小的液性暗区，原因待查。虽经西药抗炎、解痉、镇痛之剂治疗，效果不著，故邀畅老会诊。症见焦躁不安，辗转不宁，白睛轻度黄染，舌质红，苔黄厚，脉沉弦，右上腹痛不可触，腹肌紧张，证属四逆散证，药用：柴胡15g，白芍80g，枳实15g，炙甘草15g，川军12g，元胡12g，蜂蜜250g（药汁冲服）。1剂，急煎频服。药后大便通畅，疼痛明显缓解，发作次数亦少，呕恶渐止。上方去川军，加茵陈15g，继服3剂，诸症皆平，B超复查提示液性暗区消失。

【按语】胆囊术后综合征常于术后数日内发生，其右胁下绞痛程度不亚于术前，并多伴恶心、呕吐。畅老认为肝胆相表里，同主疏泄，胆去肝失相助，气机郁滞，横犯脾胃。治当疏肝理气以助肝用，甘柔缓急以止其痛，方取四逆散合芍药甘草汤意。大凡本症多夹便秘，故用大黄以通腑，重用蜂蜜目的在于增强芍药、甘草缓急止痛之力。畅老尝以该方加蜂蜜治疗本症 10 余例而效宏功速，临证对其他一些急症腹痛，亦常在辨证用药的同时，加蜂蜜一味，增强止痛之功。

6. 肾绞痛案

胡某，男，45 岁。1993 年 4 月 5 日初诊。患者于 2 日前突发右下腹阵发性绞痛，上牵腰背，下放射至右大腿内侧。用杜冷丁虽可缓解一时，但旋即复发如故。B 超提示右侧肾盂有一直径 1cm 许结石，伴肾盂积水。查：形壮气盛，腹平软，无压痛，右肾区叩击痛（+），舌质红，苔白厚，脉弦滑。辨证属四逆散证，药用：柴胡 15g，白芍 45g，枳实 12g，炙甘草 9g，泽兰 12g，益母草 30g，川楝子 15g，元胡 10g，王不留行 15g，金钱草 15g。药服 1 剂，疼痛缓解，3 剂尽，疼痛止，未再发作。继以自拟中药排石汤调治半月，结石排出而愈。

【按语】肾及输尿管结石引发肾绞痛，多发于腰背、少腹，属足少阳及足厥阴循行部位，其疼痛病机主要在于结石内阻，气血郁滞，治疗首当疏肝理气，缓急止痛，而四逆散正具此功。若疼痛缓解，畅老常加鸡内金、郁金、海金沙、金钱草、王不留行等，并处香桃食疗方（香油煎核桃仁至焦黄，再与等量冰糖共捣，令患者尽其量嚼服，日次数不限）配服，化石排石效著。

7. 肠梗阻案

孙某，男，50 岁。1990 年 6 月 5 日初诊。患者 3 天前因与他人发生口角后突发脘腹及脐周阵发绞痛、腹部胀满、恶心、呕吐，便意频数，但排量甚少，矢气少而不畅。X 线腹部透视提示右上腹有一中等大液平面，诊为不完全性肠梗阻。家属及患者要求保守治疗。查：腹部膨隆，叩之如鼓，肠鸣音减弱，左侧脐旁偶可闻及气过水声。舌质红，苔黄少津，脉弦。证属四逆散证，药用：柴胡12g，白芍45g，枳实12g，炙甘草12g，木香9g，大腹皮15g，莱菔子10g，大黄10g（后下）。1剂，水煎2次分服，并以药渣热敷腹部，药后大便次减量多，矢气通畅，腹胀、腹痛亦随之缓解。上方去大黄，继服2剂而症平。

【按语】肠梗阻之病，予以承气辈似成定方，但畅老认为，承气方证病机为热结便秘之气滞，或兼气阴亏损，而本案乃肝郁气滞，横犯脾胃所致之腑气失通，与其成因不同，治当有别。然此证又极易与厚朴三物汤证相混淆。厚朴三物汤之气滞是以脾胃为主，无肝郁之机；而本案既有肝气郁结，又有胃肠气机不畅，故治当以四逆散疏肝和胃，理气降逆，酌加理气导滞攻下之品，收效更速。

8. 蛇串疮案

黄某，男，54岁。2013年5月16日初诊。左胸胁部阵发针扎样疼痛3个月余。患者3月前因生气后左胸胁部出现红色丘疱疹，疼痛不甚，诊断为"带状疱疹"，抗病毒治疗半个月后皮损消失，疼痛有加重趋势。检查左胸胁部留有色素沉着，手足不温，舌红脉弦。证属四逆散证。方药：柴胡15g，枳实10g，白芍30g，甘草10g，赤芍15g，丹参15g，川楝子15g，元胡15g，郁金15g，全瓜蒌30g，乳香6g，没药6g，全虫6g。10剂，水煎服，日1剂。

2013年5月26日二诊，10剂后疼痛缓解，脾气好转，愿意和人开玩笑，上方去乳香、没药，继服10剂。

2013年6月6日三诊，左胸胁部色素变淡，疼痛偶有发生，大便日 2~3 次，上方全瓜蒌减至 15g，再服 7 剂以善后。

【按语】蛇串疮以身体单侧发病为基本特点，其皮损分布以两侧和躯干伸侧为多，符合少阳经循行部位。四逆散可用于治疗肝郁气滞、肝脾失调所引起的多种病证。蛇串疮疼痛临床以走窜、部位不定、胀、窜痛为特点时，舌红，苔薄黄，脉弦为辨证要点，都可选用四逆散作为调理气机的基础方。本案中以四逆散为基础，加丹参、乳香、没药、全虫等药以加强活血止痛通络的作用。

六、四逆三金汤证

【出处】畅达经验方。

【组成】柴胡 9g，赤芍 15g，白芍 15g，枳实 12g，甘草 9g，鸡内金 9g，海金沙 15g（包煎），金钱草 30g。

【病机】阴阳失调，功能紊乱，排泄运化失常，杂质积聚、沉淀、气血瘀滞形成结石，不通而痛。

【汤证脉症】

主症：右胁或腰背部、下腹部疼痛，腹部超声可见结石征。

兼症：腹痛彻背，或下连会阴部。

舌脉：舌淡红，苔白，脉弦。

【禁忌】

1. 本证虽为结石证所设，但遇结石嵌顿者仍属禁忌。

2. 凡劳倦内伤、体虚日久或阴寒内盛，阳气衰微者伴有结石者慎用本方。

【典型病案】

1. 肾结石案

百某，男，68 岁，山西省运城市西街人。因左腰部憋胀半个月于 1997 年 6 月 3 日初诊。患者 15 天前无明显诱因出现左腰部憋胀，排尿时偶有尿道灼痛，肛门下坠感，B 超提示左肾结石（0.5cm）。舌暗红，苔白厚，脉弦。证属四逆三金汤证，药用：柴胡 9g，赤芍 15g，白芍 15g，枳实 12g，生甘草 9g，鸡内金 9g，石韦 12g，海金沙 15g（包煎），金钱草 30g，通草 6g，青皮 6g，滑石粉 15g（包煎），冬葵子 12g，3 剂，日 1 剂，水煎服。

1997 年 6 月 6 日复诊，服药后憋胀感消除，肛门下坠感减轻，右胁部憋胀，既往胆囊炎病史。舌暗红，苔白略厚，脉弦。上方加丹参 15g，川楝子 15g。4 剂，水煎服。

1997 年 6 月 10 日复诊，仍有右胁部憋胀，其余无不适，舌瘀暗，尖红，苔白厚，脉弦。拟方如下：柴胡 9g，赤芍 15g，白芍 15g，枳实 12g，生甘草 9g，鸡内金 9g，石韦 12g，海金沙 15g（包煎），金钱草 30g，冬葵子 15g，滑石 30g（包，先煎），金钱草 30g，川楝子 15g，片姜黄 12g，丹参 15g，蒲黄 12g（包煎），3 剂，日 1 剂，水煎服。此后多次复诊，病情平稳，继服上方巩固疗效。

2. 胆石症案

（1）王某，女，57 岁。患胆石症 2 个月，2007 年 1 月 6 日初诊。2 个月前体检时 B 超提示胆囊内有直径 0.5cm 的结石 3 枚，除右肋下稍有不适外，别无症状，大便干。舌红苔白，脉弦。证属四逆三金汤证，药用：柴胡 12g，白芍 15g，枳实 12g，甘草 9g，金钱草 30g，鸡内金 12g，郁金

12g，冬葵子 15g，茵陈 15g，栀子 9g，大黄 10g（后下），威灵仙 12g，王不留行 15g，丹参 15g，7 剂，日 1 剂，水煎服。

2007 年 1 月 14 日来诊，服药期间大便 2～3 次/日，不成形，余无不适，嘱其上方连服 20 剂，以后随诊，B 超复查结石声影消失。

（2）薛某，女，47 岁，山西省运城市安邑人。1997 年 6 月 2 日初诊。右胸胁憋胀伴心悸气短 1 个月余。患者 1 个月来右胸胁憋胀，心悸气短，颜面虚浮，手足憋胀，但按之无凹陷，口苦，大便秘结，2～3 天 1 行，B 超提示胆结石（0.6cm），查体：墨菲征阳性。舌淡红，苔白厚，脉沉弦。证属四逆三金汤证，药用：柴胡 12g，白芍 20g，枳实 12g，炙甘草 9g，金钱草 30g，鸡内金 12g，郁金 15g，王不留行 10g，泽兰 15g，益母草 20g，大黄 9g 后下，茵陈 15g，6 剂，日 1 剂，水煎服。

1997 年 6 月 8 日复诊，药后大便通畅，胸胁憋胀、心悸气短明显缓解，仍口苦，颜面虚浮，舌淡红，苔中心白厚，脉沉弦。上方加炒栀子 6g，滑石 15g 包煎。10 剂水煎服。

1997 年 6 月 20 日三诊，患者无明显不适，舌淡红，苔白略厚，脉弦。上方继服 10 剂。

1997 年 7 月 26 日来诊，现病情稳定，无不适症状，B 超提示肝胆胰脾未见异常，结石已经消失。

【按语】畅达先生认为，结石症虽成因复杂，但阴阳失调、气血瘀滞形成的结石，不通而痛为主因主症，详细分析病变的根本，与腑气不通，邪实壅塞于内，气血运行不畅有着密切的关系，故治疗时调理气机应为根本；四逆散出自《伤寒论》，其基本病机为肝气郁结，气机不畅，因此是调理气机的基本方。再者，胁部、少腹均为肝经循行之处，因此，畅先生治疗结石证所选基本方为四逆散，增加具有粉碎结石、强化排石作用的"三金"，即金钱草、鸡内金、郁金，组成其常用的四逆三金汤，是其治疗胆道结石及泌尿系结石的基础方，针对胆道结石，一般加用大黄、王不留等药，通下行滞，利于结石排出，而对于泌尿系结石，则加用滑石、通草、泽兰等药，以利水通石；另外，针对结石证患者一般腹痛较剧的症状，畅老临床上给予大剂量白芍配以适量甘草以缓急止痛，白芍量随症状剧烈程度不同而异，甚至可用至120g。

七、痛泻要方证

【出处】《景岳全书》引刘草窗方。

【组成】陈皮15g，白术30g，白芍20g，防风10g。

【病机】土虚木乘，脾受肝制，运化失常。

【汤证脉症】

主症：肠鸣腹痛，大便泄泻，泄后仍腹痛。

兼症：不思饮食，或身乏无力。

舌脉：舌苔薄白，脉两关不调，弦而缓。

【禁忌】①寒湿困脾之泄泻忌用。②肠道湿热之泄泻忌用。③食滞胃肠之泄泻忌用。④脾气亏虚及肾阳亏虚之泄泻忌用。

【典型病案】

泄泻案

张某，女，42岁。因腹痛泄泻2个月，2001年1月5

日就诊。2月前突然开始出现大便稀，日2~3次，伴腹痛，便后可稍缓解，进食生冷、生气后明显，乏力，饮食欠佳，睡眠一般，小便正常。舌淡、边有齿痕，苔白腻，脉细。月经正常。证属痛泻要方证。治宜健脾渗湿止泻。处方如下：陈皮12g，白术15g，防风10g，白芍12g，半夏12g，苍术10g，党参12g，茯苓15g，泽泻10g，薏苡仁30g，炙甘草10g，5剂，日1剂，水煎服。

4个月后患者再次就诊，诉上次服药后症状基本消失，并且稳定，此次因1周前饮食不慎后再次出现上述症状，再拟上方7剂服用。

【按语】早在《内经》中便有泄泻的论述。《素问》："湿盛则濡泄""脾病者……虚则腹满肠鸣，飧泄食不化。"指出了泄泻的病因及病变部位。而《医方考》则有："泻责之脾，痛责之肝；肝责之实，脾责之虚，脾虚肝实，故令痛泻。"由此可见痛泻是由土虚木乘，肝脾不和，脾运失常所致。痛泻要方由白术、白芍、陈皮、防风四味药组成，为治肝脾不和之痛泻的常用方，方中白术燥湿健脾，白芍养血泻肝，陈皮理气醒脾，防风散肝舒脾。四药相配，可以补脾土而泻肝木，调气机以止痛泻。《景岳全书》："凡泄泻之病，多由水谷不分，故以利水为上策。"故加半夏、苍术燥湿，泽泻、薏苡仁渗湿，此即分利之法。以往学习中，导师曾说过：凡见乏力、纳差、舌淡、有齿痕、脉细必为脾虚，故加党参、茯苓配白术、炙甘草，取四君子之意益气健脾。该方现代常用于患急性肠炎、慢性结肠炎、小儿泄泻、慢性泄泻、肠道易激综合征等属肝旺脾虚者。

八、半夏泻心汤证

【出处】《伤寒论》。

【组成】半夏9g，黄芩6g，干姜6g，黄连3g，人参6g，大枣4枚，甘草6g。

【病机】脾胃升降失常，寒温不调。

【汤证脉症】

主症：心下痞满，按之柔软不痛。

兼症：干呕，肠鸣，下利。

舌脉：舌质湿润，苔多滑腻，或白或黄，脉濡或弦。

【禁忌】心下痞满属于虚寒或实热者忌用本方。

【典型病案】

痞满案

高某，男，65岁。2011年7月5日初诊。胃脘胀满1个月。1个月前因外感后出现发热、恶寒、咳嗽，在当地医院用西药后发热消失，但随即出现胃脘持续胀满，纳差，当时无胃痛、呕吐、反酸等，使用三九胃泰、藿香正气水后可暂时缓解，但很快反复，伴见吐白色痰涎，上腹部如有物阻，进食后加重，无法进食，需要长期补液维持营养，当地查CT、钡餐提示慢性胃炎，球部溃疡，由于反复治疗症状缓解得不明显，遂在我院就诊。现症见精神疲倦，胃脘胀满不适，纳差，乏力，睡眠一般，二便调，舌淡，苔薄黄，脉弱。高血压、冠心病病史。证属半夏泻心汤证。治宜平调寒热。处方如下：半夏12g，黄芩9g，党参30g，炙甘草10g，黄连6g，大枣15g，干姜9g，5剂，日1剂，水煎服。

2011 年 7 月 10 日复诊，病人诉服用 1 剂后症状明显减轻，无进食后胃脘胀满，胃纳改善，嘱患者每餐进食 7 成即可，勿暴食。连续用药 5 天，胃脘部胀满消失，胃纳好转，仍精神疲倦，舌淡，苔薄白，脉弱。改方为补中益气汤：黄芪 30g，炙甘草 6g，党参 20g，当归 9g，陈皮 6g，升麻 6g，白术 15g，柴胡 6g。再服 5 剂，患者精神疲倦、乏力明显好转，舌淡红，苔薄白，脉平。

【按语】患者服用藿香正气、三九胃泰功均有效，但益气之力均不足，本患者寒热错杂，清热则伤脾胃，补虚则恐助热。《伤寒论》"心下满而硬痛者，此为结胸也，大陷胸汤主之，但满而不痛者，此为痞，柴胡不中与之，宜半夏泻心汤。"此病人病因、病机、主症、证型与《伤寒论》半夏泻心汤证相似，故选用半夏泻心汤治疗，辛开苦降，寒热互用。正如《类治证裁·痞满》："痞虽虚邪，然表气入里，热郁于心胸之分，必用苦寒为泻，辛甘为散，诸泻心汤所以寒热互用也。"郁热渐去，脾虚渐显，给予补中益气汤，一方面改善症状，一方面使脾强不受邪，避免痞满复发。

九、甘草泻心汤证

【出处】《伤寒论》。

【方药组成】炙甘草 12g，黄芩 9g，半夏 12g，大枣 12枚（擘），黄连 3g，干姜 9g，人参 9g。

【病机】胃气亏虚，热壅气滞。

【汤证脉症】

主症：心下痞硬，按之不痛，心烦，干噫食臭，肠鸣下利。

兼症：干噫食臭、胁下胀闷，肠鸣下利或大便不通。

舌脉：舌质淡嫩，或舌体淡胖、地图舌，苔少，或苔白，或苔黄滑腻，或苔有偏剥，脉濡或弦。

【禁忌】心下痞满，属于虚寒或实热者忌用本方。

【典型病案】

1. 复发性口腔溃疡案

耿某，女，31 岁，盐湖区红旗西街 176 号。2006 年 5 月 10 日初诊，患者近 3 年来每至月经前口腔、舌面反复出现溃疡，疼痛不重，月经量减少明显，每次发病烦躁不宁，双眼干涩，普通检查排除白塞病，患者长期胃痞不舒，偶有胁胀不舒，大便溏软，每日 3 次，舌淡胖，满布裂纹，苔少，脉濡缓。证属甘草泻心汤证。方用：炙甘草 40g，人参 10g，半夏 20g，黄芩 10g，黄连 4g，干姜 6g，生姜 10g，大枣 12g，菊花 15g。连续服用 2 个月经周期，口腔溃疡不再复发。

【按语】患者主诉口腔溃疡反复发作，但畅老注重的是患者长期胃脘痞满，便溏，烦躁，辨为甘草泻心汤证。主诉是现代医学的名词，深究含义，于中医辨证时的主症要细细区分，该案畅老以胃脘痞满、烦躁、便溏作主症，口腔溃疡、双眼干涩作为下虚上盛之标症（兼症），这也是汤方辨证思维过程中抓主症、病机、辨兼症、识变化的内容，在辨证思维过程中，当次要矛盾上升时，不能忽视了主要矛盾，这样的思维方法在《伤寒论》中张仲景就已注意论述，如喘家作，桂枝加厚朴杏子佳，这里所强调的喘家一定是以发热、恶风、汗出为主症才会有桂枝汤的出现。这一思维方式在临床中值得重视。

2. 狐惑病案

乔某，男，35岁，安邑北街人。2004年10月26日初诊。主因"口舌及阴茎龟头反复溃烂生疮20余年，加重1个月"。患者舌痛已30年，时发时愈。近20余年来口腔溃疡频繁，反复发作，同时伴下身阴茎头部溃疡，时眼内亦干涩不适，外院曾诊断为白塞病，用强的松等治疗，虽可得到控制，但不久又再复发，每次发作程度不一，但近1年来有愈来愈重之趋势。本次发作已近1个月，舌红，有小结，中有裂口，口舌溃烂，疼痛较剧，阴茎头亦有一个溃疡，近期内服用强的松60mg/日，4天前已停药。口舌干燥，小便短赤。平素嗜烟酒，喜辛辣。舌红尤以舌尖为甚，舌尖左侧及右侧近舌根处各有一豆大溃疡，上有白色假膜。脉弦滑。患者以口舌生疮为主症，病机为心火上炎，湿热浸淫，按汤方辨证思路，方可选甘草泻心汤治疗，方用：生甘草20g，黄芩10g，黄连9g，干姜3g，沙参15g，生地黄15g，元参15g，知母10g，土茯苓30g，桑白皮15g，野菊花15g，川牛膝15g，青黛1.5g（冲）。7剂，日1剂，水煎服。

2004年11月2日复诊，服上方7剂，口腔溃疡疼痛明显减轻，上方加花粉12g，生石膏20g，再服7剂。11月9日再诊，口舌溃疡及阴部溃疡已痊愈，惟胃中不适，上方加陈皮10g，苏梗10g，上方坚持服用。11月30日，1月10日两次复诊，均告以病情稳定，未再复发。5年内多次随访，虽每年尚犯病一二次，但都不太重，稍服几剂药则缓解。

【按语】《金匮要略·百合狐惑阴阳毒病脉证并治》："狐惑之为病，状如伤寒，默默欲眠，目不得闭，卧起不安，蚀于喉为惑，蚀于阴为狐，不欲饮食，恶闻食臭，其面目乍赤、乍黑、乍白。蚀于上部则声嘶，甘草泻心汤主之。"方中甘草生用，清热解毒，黄连、黄芩苦寒，清热化湿解毒，干姜、半夏辛温燥湿化痰，人参、大枣、甘草扶正和胃，诸药合用，共奏清热除湿，扶正解毒之功。畅老在临证时强调生甘草为君药，用量需大，一般为 30～60g，同时要注意长期服用，待病情稳定后间断服用本方以起到巩固的作用。

3. 痤疮案

张某，女，31 岁，山西物勘院职工。2013 年 4 月 17 日初诊。患者颜面反复起白头、黑头粉刺近 10 年，时轻时重严重时有脓疱、结节，减轻时色素沉着较多，留有瘢痕，食纳一般，睡眠欠佳，多梦，大便偏稀，舌淡胖，苔白腻，脉缓。证属甘草泻心汤证，炙甘草 12g，黄芩 9g，半夏 12g，大枣 12 枚（擘），黄连 3g，干姜 9g，人参 9g，浙贝母 12g，连翘 15g，7 剂，日 1 剂，水煎服。

【按语】本例患者病程长，颜面皮损呈聚合型，红斑、黑斑、白头粉刺、黑头粉刺、结节、囊肿、瘢痕同在，畅老引《金匮要略》狐惑病条文"狐惑之为病，状如伤寒，默默欲眠，目不得闭，卧起不安，蚀于喉为惑，蚀于阴为狐，不欲饮食，恶闻食臭，其面目乍赤、乍黑、乍白、蚀于上部则声喝，甘草泻心汤主之"。以乍赤、乍白、乍黑为特点，以睡眠多梦、大便偏稀为寒热错杂、虚实并见的要点，投以甘草泻心汤，连用 4 个月，白头、黑头粉刺消失，颜面色泽大为改观。有资料显示，痤疮病因中，因湿热内蕴、脾虚失运，形成虚实夹杂者不在少数，若属虚实夹杂，上热下寒、上盛下虚者，甘草泻心汤是一个治疗粉刺的不错选方。

十、麻黄连翘赤小豆汤证

【出处】《伤寒论》。

【方药组成】麻黄 6g，连翘 9g，杏仁 9g，赤小豆 30g，大枣 12 枚，桑白皮 10g，生姜 6g，甘草 6g。

【病机】风寒束表，湿热郁滞。

【汤证脉症】

主症：发热、恶寒、无汗，口渴，气喘。

兼症：身目俱黄，小便色黄量少，或汗出不彻，或发疹作痒。

舌脉：舌苔白腻或薄黄腻，脉浮。

【禁忌】①阴黄者忌用。②湿热黄疸无表证者忌用。

【典型病案】

1. 葡萄疫案

范某，女，8 岁，山西临猗耽子居民。2012 年 4 月 30 日初诊。双下肢瘀点反复发作 4 个月余。曾在西安唐都医院以"紫癜性肾炎"住院治疗，皮损全部消退，21 日出院。口服强的松 30mg，隔日 1 次顿服。近 4 天来双下肢见密集红色瘀点，压之不褪色，双下肢不肿，否认腹痛、关节痛。刻诊：患者体格壮实，无汗，满月脸，颜面红赤，语音高亢，腹部膨隆，双下肢瘀点分布密集，色红，压之不褪色，舌质淡胖，苔白，脉滑有力。实验室检查：尿常规示：潜血（+++）。诊断为葡萄疫（紫癜性肾炎），属血热证，治宜清热凉血止血，佐以益气健脾之品，方用凉血五根汤加味。按此治则口服中药半年，皮损全部消退，尿常规异常，以潜血（+++）为主。辨患儿为典型的麻黄体质。舌质红，苔白厚，小便异常，可予以麻黄连翘赤小豆汤清解郁热，透邪外出。处方：麻黄6g，连翘15g，杏仁9g，赤小豆30g，大枣5枚，桑白皮10g，生姜10g，甘草15g，服此方7剂，患儿无新发瘀点，尿常规示潜血（+），镜检红细胞偶见。4个月后随访，满月脸、腹部膨隆消失，随诊至今病情无反复。

【按语】此案中应用麻黄连翘赤小豆汤指征：①麻黄体质（体格壮实，满月脸，颜面红赤，腹部膨隆）。②无汗。③小便异常（潜血+++）。④舌质红，苔白厚。麻黄连翘赤小豆汤在用于皮肤病治疗中，无论风团、渗出、红斑、结痂等各种皮损都可应用。我们除辨皮损论治外，在确定了湿热内瘀的方向后，认为用麻黄连翘赤小豆汤还是要回到方证和汤证对应、病机符合上去。

2. 药疹案

冯某，男，20岁。1998年4月3日初诊。周身起红色皮疹6天。患者于2周前因腹泻而口服阿莫西林胶囊，约1周后身起红色皮疹，形如粟粒，瘙痒极甚，曾在某院服用息斯敏等不效，遂就诊于我院。查其舌质红、满布裂纹、中心部苔白腻，脉浮缓。诊为药疹。辨证为药毒郁肺，迫于营血，伤阴夹湿。治宜宣泄肺热，养阴凉血，祛风除湿。方用麻黄连翘赤小豆汤加减：麻黄6g，连翘24g，当归10g，赤小豆30g，桑白皮24g，地骨皮15g，丹皮15g，生甘草

9g，地肤子 30g，生地黄 12g，土茯苓 24g。药尽 3 剂，药疹不再外出，疹色变浅，亦稍平，痒感大减，舌红、裂纹如故，腻苔渐退，脉缓，上方加丹皮至 25g，生地黄至 25g，益母草 30g。继服 4 剂，以资巩固。

【按语】麻黄连翘赤小豆汤见于《伤寒论》第 262 条，曰："伤寒瘀热在里，身必黄。麻黄连轺（翘）赤小豆汤主之。"其病机属湿热蕴郁于内，外阻经络肌肤，案中患者疹色鲜红，瘙痒甚剧，脉见浮缓，而舌质红、舌上满布裂纹、中心苔腻，提示病邪在上在表，且又入里化热，内迫营血，故畅老以麻黄连翘赤小豆汤重用土茯苓外散其表，内清其热，兼利湿解毒，又加生地黄、丹皮、当归、地骨皮养血益阴，凉血化痰。

泻白散方出自《小儿药证直诀》，主治肺中伏火，伤阴咳嗽，为历代医家所推崇。畅老深得其要，不为所束，临床上常在治疗药疹时不失时机加用该方，获效甚捷，可谓匠心独运。因肺外合皮毛，药疹虽发于肌肤，但与肺中郁热关系密切。方中桑白皮、地骨皮共用，泻肺以清郁热，辅以生甘草以解药毒，使药毒解，热源清，无出疹之源。药证合拍，自当收效。

十一、龙胆泻肝汤证

【出处】《医方集解》。

【方药组成】龙胆草 6g，黄芩 9g，栀子 9g，泽泻 12g，木通 9g，车前子 9g，当归 3g，生地黄 9g，生甘草 6g。

【病机】肝胆实火或湿热循经上炎或下注。

【汤证脉症】

主症：头痛目赤，胁痛口苦，淋浊。

兼症：耳聋，耳肿，阴肿，阴痒，筋痿阴汗，妇女湿热带下。

舌脉：舌质红苔黄或黄腻。脉弦数有力或弦滑有力。

【禁忌】①脾胃虚寒者不宜用。②阴虚阳亢者不宜用。

【典型病案】

蛇串疮案

王某，男，56岁，住山西省运城市明珠小区。2014年7月24日初诊。右胸背红色丘疱疹，疼痛剧烈4天。7天前无明显原诱因，自觉右胸背疼痛酸困不适，未在意。3天后出现红色丘疱疹，呈簇集样沿一侧肝经循行部位分布，疱疹大小不一，疱壁紧张，疼痛剧烈。伴口苦、口干。舌质红，舌苔黄，脉弦数。中医诊断：蛇串疮（带状疱疹），属龙胆泻肝汤证，方用龙胆泻肝汤加减，药如下：龙胆草10g，柴胡6g，栀子10g，黄芩10g，泽泻12g，车前子9g，通草6g，当归3g，生地黄9g，生甘草梢10g，板蓝根15g，马齿苋30g，生薏苡仁50g。5剂，每日1剂，水煎分早晚服。

2014年7月30日二诊：服上方无新疹再发，疱壁松弛，色淡，部分疱疹渐收敛，疼痛缓解，可忍受。上方再服7剂。

2014年8月10日三诊：疱疹消失，结痂，部分痂脱落，疼痛明显缓解。上方加红花10g，全瓜蒌15g，甘草10g，7剂，每日1剂，水煎分早晚服，以巩固疗效。

【按语】龙胆泻肝汤证中口苦、口干、小便黄赤、舌质红，舌苔黄、脉黄腻为辨证要点，在皮肤病中，右胸背红色丘疱疹，疱疹呈簇集样沿肝经循行分布，疱疹大小不一，疱壁紧张，疼痛剧烈也是肝胆湿热的外在表现，在皮肤病的辨证中，其外证的表现可作为辨证的主症使用，而口干、口苦、舌红苔黄作为兼症的推衍病机的依据，提示我们在辨证思维过程中，主症、兼症在不同的病证中和疾病的不同阶段会有变化，熟练掌握这种变化也是辨证思维能力的一种提高过程。

十二、导赤散证

【出处】《小儿药证直诀》。

【方药组成】生地黄 10g，木通 10g，竹叶 10g，生甘草梢 10g。

【病机】心经热盛，或心火下移小肠。

【汤证脉症】

主症：口舌生疮，或小便赤涩疼痛。

兼症：心胸烦热，口渴面赤，意欲饮冷。

舌脉：舌红，脉数。

【禁忌】脾胃虚弱者不宜用。

【典型病案】

口疮案

刘某，男，60 岁。2014 年 5 月 8 日因口疮 2 个月初诊。2 个月前患者因家中有事，着急上火后出现口疮，疼痛，此起彼伏，绵延不绝，不欲饮食，口干，难入睡，情绪不佳，大便基本正常，小便黄，舌红，苔黄，脉数。证属导赤散汤证。治宜清心利水，佐以安神。处方如下：生地黄 12g，木通 10g，生甘草梢 10g，黄连 6g，车前子 15g，黄芩 9g，栀子 9g, 豆豉 9g, 炒麦芽 15g。5 剂, 日 1 剂, 水煎服。

【按语】本方为治心经火热证的常用方, 又是体现清热利水养阴治法的基础方。临床应用以心胸烦热、口渴、口舌生疮或小便赤涩、舌红脉数为辨证要点。本患者发病的病因、病机均符合导赤散证。因此选用导赤散清心利水, 患者心火较盛, 加黄连、黄芩清心泻火, 车前子、茯苓利尿增强清热利水之功, 栀子、豆豉清热除烦, 炒麦芽消食增加食欲。患者除口疮外, 不眠也是其发病来较为痛苦的症状, 就其病因属心热炽盛、扰动神明, 此处畅老虽未用安神之品, 但清火后心神自宁, 睡眠得安。

十三、清胃散证

【出处】《脾胃论》。

【方药组成】生地黄 6g, 当归 6g, 丹皮 9g, 黄连 6g, 升麻 9g。

【病机】胃有积热, 火气上攻。

【汤证脉症】

主症: 牙痛牵引头痛, 口气热臭, 口干舌燥。

兼症: 面颊发热, 牙齿恶热喜冷, 或牙龈溃烂, 或牙宣出血, 或唇舌颊腮肿痛。

舌脉: 舌红, 苔黄, 脉滑大而数。

【禁忌】①风寒牙痛者禁用。②肾虚火炎之牙痛者禁用。③风热牙痛者, 不宜单独使用本方。

【典型病案】

口疮案

陈某, 女, 53 岁, 山西省运城南城人。2004 年 1 月 4

日初诊。口舌溃疡1周。1周来口舌多处溃烂，疼痛，影响进食，口气热臭，夜眠不安，大便秘结，两三日一行。检查：舌尖、舌左侧边及下唇内有四处溃疡面，小者如绿豆大，大者则如黄豆大小，色红，上有白色假膜，舌红，苔腐厚，色白，脉滑数。证属清胃散汤证，用药：当归12g，生地黄15g，丹皮15g，升麻9g，黄连9g，生石膏30g，黄芩10g，桑白皮15g，土茯苓20g，生甘草9g，蒲公英20g，赤芍15g，青黛2g（冲服）。5剂，水煎服，日1剂，另以青黛少许涂于溃疡处，服药后次日溃疡则渐次痊愈。之后再复发用上方依然有效。

【按语】口腔溃疡属中医"口疮""口糜"等范畴，《素问·气厥论》说的"膀胱移热于小肠，膈肠不使，上为口糜"当为心火炽盛的导赤散证；《金匮要略》称之为"狐惑病"，寒热错杂，是甘草泻心汤证；《景岳全书》中"水亏火盛，六脉浮洪滑大，少阴不足，阳明有余，口疮、头痛、牙痛"是肾虚火旺玉女煎汤证要点。阳明多气多血，饮食积滞，胃热循经上攻，口气热臭，大便秘结，是本案中汤证的辨证要点，畅老以清胃散清心脾之热，胃为多气多血之腑，胃热每致血分亦热，加用土茯苓、青黛、蒲公英、赤芍以清热凉血解毒，共奏清胃凉血之功。畅老临床治疗顽固性溃疡，常用土茯苓与青黛两药，尤其青黛，做散剂冲服或少量外用于溃疡表面，有良好疗效。

十四、麻黄附子细辛汤证

【出处】《伤寒论》。

【方药组成】麻黄10g，制附子10g，细辛3g。

【病机】阳气内虚，寒邪外袭。

【汤证脉症】

主症：发热恶寒，恶寒重发热轻，无汗，四肢不温，神疲嗜卧。

兼症：头痛，身痛，语声低微，面色晦滞。

舌脉：舌质淡，苔薄白，脉沉无力。

【禁忌】①本方证虽系少阴阳虚兼有太阳外感，但阳虚程度不重，若少阴阳气衰微，已见下利清谷、脉微欲绝、手足冷过肘膝者，则不当用。②本方辛温，若见阴津亏虚脉证，或兼温热邪气时，则不宜用。

【典型病案】

三叉神经痛病案

马某，女，43岁，山西省运城市夏县裴介镇人。2012年10月5日初诊。右侧面颊部阵发性电击样疼痛1年余，发病初期有感受风寒史，平素四肢不温。前医曾以中西药及针灸治疗取效不著。现症见遇寒冷及触动耳前部位则发作疼痛，不能自控，连及右侧头部，甚至进餐时不能以右侧咀嚼。近期每天至少发作1次，甚至1日发作数次，轻重不一。舌淡红，苔白，脉弦细沉。证属麻黄附子细辛汤证，药用：麻黄6g，制附子6g，细辛3g，白芍20g，炙甘草15g，白芷10g，川芎9g，地龙10g，天麻10g，钩藤15g，泽兰15g，7剂，水煎服，日1剂。

2012年10月13日复诊，诉药后症状明显缓解，1周内发作3次，程度较前明显减轻，又依原方再服1周后，1周内1次未发，后又以上方连续服用10剂，病情完全控制，未见反复。

【按语】头痛既是中医临床多种疾病中常见伴随症状，也是一个独立的病证。头痛辨证一般多从辨外感与内伤、辨部位与经络、辨病因、病理产物等方面着手，如外感者有风寒、风热、风湿，内伤者有气虚、血虚、肝肾亏虚、血瘀等；从经络而言，前额痛为阳明头痛、颠顶痛为厥阴头痛、两侧头痛为少阳头痛、后枕部连及项背为太阳头痛；从脏腑言，肝阳头痛者头痛且眩兼心烦易怒、胁肋胀满，肾虚头痛者头痛且空、腰膝酸软；从病理产物言，血瘀者头痛如刺、痰浊者头痛昏蒙，在辨证还需要结合脏腑经络气血阴阳虚实，对症选药选方，较为繁琐。畅老临床擅用汤方辨证，活用经方，疑难病注重于脉，如此案中抓住"头痛遇寒加重、四肢不温、脉弦细沉"的核心症状，联系"少阴病，始得之，反发热，脉沉者，麻黄附子细辛汤主之"条文，辨为太少两感之麻黄附子细辛汤证，用麻黄附子细辛汤加减温阳散寒而获良效，麻黄附子细辛汤证中"脉沉"反映了阳虚为本，病在少阴。明代赵献可言"有头痛连脑者，此系少阴伤寒，宜用麻黄附子细辛汤"。陈士铎《本草新编》"细辛气清而不浊，故善降浊气而升清气，所以治头痛如神"，内助附子，外助麻黄，以温阳散寒。案中畅老对附子、麻黄、细辛用量均轻，但收效明显，关键是把握了病机，当轻则轻、当重则重，轻可四两拨千斤，重可如雷霆入耳。如张锡纯《医学衷中参西录》："尝思用药如用兵。善用兵者，必深知将士之能力，而后可用之以制敌；善用药者，亦必深知药性之能力，而后能用之以治病。"

十五、黄芪桂枝五物汤证

【出处】《金匮要略》。

【方药组成】黄芪 9g，桂枝 9g，芍药 9g，生姜 18g，大枣 4 枚。

【病机】气阳不足，微风侵袭，血行不畅。

【汤证脉症】

主症：肌肤麻木不仁。

兼症：肌肉酸痛。

舌脉：舌淡红，苔白滑，脉微涩而紧。

【禁忌】①纯营血不足麻木者，忌用。②风寒湿痹者忌用。

【典型病案】

1. 血痹案

郭某，女，55 岁，退休工人。2011 年 9 月 12 日初诊。胸背部肌肤麻木 1 年。平素易汗，动则加重，1 年前干活大汗后第 2 天出现胸背部肌肤麻木，胸前紧而不适，舌淡暗，苔白，脉沉细。辨证属黄芪桂枝五物汤证，药用：黄芪 15g，桂枝 9g，赤芍 15g，防风 10g，桃仁 6g，红花 6g，枳壳 15g，生姜 12g，大枣 4 枚，7 剂，日 1 剂，水煎服。7 剂后症状消失。

2. 虚寒案

杨某，男，42 岁。2013 年 6 月 24 日初诊。畏寒 6 年。近 6 年来左侧上肢怕冷，有冷风内钻感觉，不敢吹空调、电扇，畏风，近 2 年来冬季吸凉气则头痛，胸闷，呼吸不畅，咳嗽，咳少量白痰，要戴口罩。平素食生冷易腹泻，夏季亦喜热饮，纳寐尚可。西医多次做各种检查均未发现异常，但总有担心，舌质暗红，苔白，脉沉缓。证属黄芪桂枝五物汤证，药用：黄芪20g，桂枝15g，白芍12g，防风10g，桃仁10g，红花10g，干姜6g，细辛3g，生姜12g，大枣4枚，7剂，日1剂，水煎服。7剂后左侧上肢怕冷减轻，但诉生气后加重，上方加柴胡9g，香附9g，继服两周后症状消失。

3. 身痛案

武某，女，31岁。2013年4月9日初诊。产后手足疼痛4个月。4个月前行剖宫产手术，产后受凉，现畏风，手足冷麻、疼痛，遇冷加重，得热减轻，动则易汗，舌淡红，苔薄白，脉沉细。证属黄芪桂枝五物汤证，药用：黄芪15g，桂枝10g，白芍12g，防风10g，羌活9g，川芎9g，威灵仙15g，生姜12g，大枣4枚，5剂，日1剂，水煎服。5剂后手足麻痛减轻，诉奶水不足，上方加当归12g，熟地黄10g，7剂后手足麻痛缓解。

【按语】血痹证由素体"骨弱肌肤盛"，劳而汗出，腠理开，受微风，邪遂客于血脉，致肌肤麻木不仁，状如风痹，但无痛，是与风痹之区别，而脉微涩兼紧，说明邪滞血脉，凝涩不通。《素问·痹论》说："营气虚，则不仁。"故以益气温经，和血通痹而立法。《金匮要略论注》："此由全体风湿血相搏，痹其阳气，使之不仁。故以桂枝壮气行阳，芍药和阴，姜、枣以和上焦荣卫，协力驱风，则病原拔，而所入微邪亦为强弩之末矣。此即桂枝汤去草加芪也，立法之意，重在引阳，故嫌甘草之缓小，若黄芪之强有力耳。"现畅老使用本方在临床上治疗血痹、产后身痛、周围神经炎、中风后遗症等多种疾病，只要有阳气不足，感受风邪或风寒之邪出现肌肤麻木不仁、疼痛等症均可使用。

十六、大建中汤证

【出处】《金匮要略》。

【方药组成】蜀椒9g，干姜12g，人参10g，饴糖30g。

【病机】中阳衰弱，阴寒内盛。

【汤证脉症】

主症：心胸中大寒痛，腹中寒，上冲皮起，出见有头足，上下痛而不可触近。

兼症：呕不能食，手足厥冷。

舌脉：舌质淡，苔白滑，脉沉伏而迟。

【禁忌】本方辛甘温热之性较强，素体阴虚者慎用，寒凝气滞者亦不宜应用。

【典型病案】

聚证案

徐某，男，43岁，山西省运城市八里铺人。1997年4月8日初诊。左上腹如物鼓起时作1个月。患者1个月来每于夜间则见左上腹部鼓起有形，时现时消，发作时腹中辘辘有声伴有疼痛，饮食欠佳，大便稀溏，舌苔白腻，脉沉弦。辨证属大建中汤证。治法：温中散寒，缓急理气，处方：川椒9g，生姜15g，蜂蜜30mL，炒白芍60g，炙甘草15g，木香9g，3剂，日1剂，水煎服，留渣敷左上腹部，每次15~20分钟，日2次。

1997年4月11日复诊，服药期间，聚瘕未作，大便溏稀，日2次，仍不思饮食，舌质淡，苔白，脉沉而略弦，上方加白术 12g，白蔻仁 6g，鸡内金 9g，以健脾化食，助运消食，4 剂水煎服。

1997 年 4 月 15 日复诊，药后病情未再发作，饮食较前改善，大便仍溏，予以附子理中丸，每次 9g，日 2 次，口服。

【按语】大建中汤证见于《金匮要略·腹满寒疝宿食病脉证治第十》："心胸中大寒痛，呕不能饮食，腹中寒，上冲皮起，出见有头足，上下痛而不可触及，大建中汤主之。"此患者左上腹如物鼓起时作，与经典记载极为相似，并诉有肠鸣辘辘，辘辘有声当是气机不畅而非水湿，中阳不足为其核心病机，寒性收引，阴寒内盛，阳失温煦，故腹部拘急作痛，甚则上冲皮起有头足，中焦虚寒，腐熟，运化无力则饮食欠佳，脾阳虚衰则便溏。畅老选用川椒、生姜、蜂蜜取大建中汤之意温中补虚，降逆止痛，因舌苔白腻，恐阴寒之中夹有湿浊去人参而不用，同时加白芍、甘草，取芍药甘草汤缓急止痛。特殊之处还在于药渣热敷患处，内外合治，中阳得运，则寒邪自散。因患者中阳不足日久，后予附子理中丸以资缓补中阳。

十七、黄芪建中汤证

【出处】《金匮要略》。

【方药组成】黄芪 15g，白芍 15g，桂枝 10g，生姜 10g，甘草 10g，大枣 10g，饴糖 50g。

【病机】中焦虚寒。

【汤证脉症】

主症：胃脘疼痛，喜温喜按，少气懒言，喘促短气，容易汗出；心中悸动，虚烦不宁。

兼症：胃纳不佳，久病消瘦，劳则愈甚，面色无华。

舌脉：舌质淡，苔薄白，脉细虚无力。

【禁忌】阴虚内热者忌用。

【典型病案】

胃痛案

赵某，女，50岁，山西省运城市稷山县人。因胃脘痛40天于1998年6月1日初诊。患者平素体质较弱，畏寒，40天前出现胃痛，服用丽珠得乐、雷尼替丁后好转，但停药后复发，现乏力，胃脘部隐痛，空腹时尤剧，胃脘部喜温喜按，胃纳不佳，大便调。胃镜：慢性浅表性胃炎，十二指肠球炎。查舌淡，苔薄白，脉沉弱。诊断：西医：慢性浅表性胃炎，十二指肠球炎。辨证属黄芪建中汤证。治法：益气温中，缓急止痛，方药：黄芪建中汤加减：黄芪15g，桂枝10g，白芍24g，炙甘草10g，元胡10g，砂仁6g，高良姜6g，香附10g，焦山楂12g，焦神曲12g，焦麦芽12g，蜂蜜30g，生姜3片，大枣5枚，7剂，日1剂，水煎服。

1998年6月8日复诊：胃脘痛消除，自觉体力增加，纳食可，但进食生冷仍觉脘痞，上方良姜加至9g，去生姜，加炮姜9g。7剂，水煎服。

【按语】张仲景一剂桂枝汤无往而不利，桂枝汤外证调和营卫，内则调补阴阳。小建中汤即桂枝汤加饴糖，黄芪建中汤即桂枝汤加饴糖、黄芪也，黄芪建中汤证实为小建中汤证而气虚明显者，于小建中汤内加黄芪，增强益气建中之力，阳生阴长，诸虚不足之证自除，该方重在温养脾胃，是治疗虚寒性胃痛的主方。若兼有气滞者加砂仁消胀，疼痛明显者可加元胡、高良姜、香附增强散寒止痛作用，泛酸者，可去饴糖，加吴茱萸暖肝温胃以制酸，另可再加瓦楞子。泛吐清水较多者，可加干姜、陈皮、半夏、茯苓等以温胃化饮。

十八、当归四逆汤证

【出处】《伤寒论》。

【方药组成】当归 12g，桂枝 9g，芍药 9g，细辛 3g，通草 6g，大枣 8 枚，炙甘草 6g。

【病机】血虚寒盛，经脉痹阻。

【汤证脉症】

主症：手足厥寒，麻木疼痛，甚至色青紫，畏寒；或肩背腰腿及其他部位冷痛。

兼症：头痛。

舌脉：舌淡，苔白滑，脉细欲绝。

【禁忌】

本方只适用于血虚寒凝所致诸症，其他原因之肢厥及肢体疼痛不宜使用。

【典型病案】

动脉闭塞案

马某，女，52 岁。2014 年 12 月 7 日因"活动时右上肢无力、酸困 1 年余"入院。患者 1 年前开始出现活动时右上肢无力，酸痛，头晕，程度呈渐进性加重，范围从肩部逐渐发展至前臂。病程中伴有间断低热（37℃ ~ 38℃），周身酸困，食欲不振，自服解热镇痛药可减轻。2 个月前至"运城市急救中心"经 CTA 检查诊断为"大动脉炎、动脉闭塞症"，4 天前开始服用强的松 30mg，症状无明显改善。现症见：活动时右上肢无力，酸痛，食欲不振，纳少，二便正常。舌淡暗，有瘀斑，苔白，左脉沉，右脉未及。查体：贫血貌，面色萎黄，血压 140/80mmHg，右侧锁骨下区可闻及血管杂音，右上肢动脉搏动消失。辅助检查：血管彩超（2014 年 10 月 14 日，西京医院）见右侧锁骨下动脉管壁增厚，管腔接近消失，符合大动脉炎表现。左侧锁骨下动脉未见异常。证属当归四逆汤证，治宜温经散寒，活血通络。处方如下：当归 20g，甘草 10g，白芍 15g，赤芍 15g，桂枝 10g，细辛 3g，通草 3g，地龙 10g，黄芪 30g，川芎 10g，附子 9g（先煎），4 剂，日 1 剂，水煎服。服 4 剂后右上肢可触及轻微脉搏，可测及血压。

【按语】当归四逆汤出自《伤寒论》，以手足厥寒、舌淡苔白，脉细欲绝为辨证要点。病机为血虚而营卫俱不足，经脉痹阻。《素问·逆调论》："营气虚则不仁，卫气虚则不用，营卫俱虚，则不仁且不用。"因此，治以温经散寒、养血通脉。《金镜内台方议》："阴血内虚，则不能荣于脉；阳气外虚，则不能温于四末，故手足厥寒、脉细欲绝也。故用当归为君，以补血；以芍药为臣，辅之而养营气；以桂枝、细辛之苦以散寒温气，为佐；以大枣、甘草之甘为使，而益其中，补其不足；以通草之淡，而通行其脉道与厥也。"附子辛甘大热，散寒止痛力强，故加附子；地龙走窜、赤芍活血以通血脉。

十九、补中益气汤证

【出处】《脾胃论》。

【方药组成】黄芪15g，人参15g，白术10g，炙甘草15g，当归10g，陈皮6g，升麻6g，柴胡12g，生姜9片，大枣6枚。

【病机】脾胃气虚，清阳下陷。

【汤证脉症】

主症：内脏下垂，如子宫下垂、脱肛等，少气懒言，下利倦怠，发热。

兼症：久泄久痢，其泻如注，面色㿠白，大便稀溏，低热。

舌脉：舌淡苔白。脉弱。

【禁忌】内热炽盛者忌用。

【典型病案】

1. 经前泄水案

王某，女，38岁。1997年10月13日初诊。经前阴道流水3年，伴前后二阴重坠感1周。患者3年来，每于月经前阴道分泌清水，持续不止，如同小便失禁，1至2日后渐加血色，继则月经来潮，经期长达10天。近1周又增前后二阴重坠感，伴头昏，劳则更甚。现经净15天，舌淡红、苔白厚，脉沉细滑。诊为经前泄水。证属中气不足，清阳失升，水湿下注。治宜健脾利水，升举清阳。方用补中益气汤加味：黄芪20g，党参15g，白术12g，升麻9g，柴胡6g，炒枳壳30g，当归10g，陈皮15g，白芍12g，炙甘草9g，每日1剂，水煎服。药尽4剂，下坠感明显减轻，仍觉乏力，夜寐不实，舌苔白厚，上方加苍术15g，藿香10g，夜交藤15g。继服3剂后，下坠感消除，夜寐佳，上方去夜交藤、藿香，加薏苡仁30g。服药5剂后，月经来潮，此次经前阴道未见泄水。随访数月，未再复发。

【按语】经前泄水一病明确提出于《傅青主女科》，从病名上易与经行泄泻混淆，从症状上又难以和带下区别，但带下之物，或稠或稀绵绵不断，而经前泄水指水样物自阴道出，且只发于经前，如《傅青主女科》言："妇人有经未来之前泄水三日，而后行经者。"临证当认真鉴别。其病机总与脾虚湿盛，流注胞宫有关。治疗上傅氏指出：先补其气，气旺而湿自能除，方用健固汤。畅老师前贤之法，而又根据本例有二阴重坠感之表现，遣以补中益气汤加味，亦获佳效，其师古而不泥古精神可见一斑。

2. 子宫下垂案

刘某，女，65岁，山西运城北相镇人。主因"会阴部坠胀1个月余"于1997年10月10日初诊。1个月前因过度用力导致子宫下垂，自觉会阴部憋胀下坠，活动后尤剧，大便干，2~3天1次。舌偏暗，苔白少津，脉沉弱。曾行妇科彩超诊断为"子宫下垂"。证属中气下陷证，宜益气升阳，选补中益气汤治疗。方用：黄芪30g，党参15g，白术12g，当归24g，陈皮10g，升麻10g，柴胡6g，枳壳30g，炙甘草9g，生姜3片，大枣4枚，7剂，水煎，第3煎取汁温热坐浴，每次15~20分钟，日2次。

1997年10月17日复诊，药后会阴部下坠感明显减轻，大便干结难解，现行走时下坠感较前减轻，效不更方，故在前方基础上加黄芪、枳壳量至45g。4剂，用法同前。

1997年10月21日复诊，现患者无明显不适，为巩固疗效而就诊，继服上方4剂，后用补中益气丸善后。1年后其朋友来诊代说已愈。

【按语】诸脏器下垂从升阳益气治疗是为常法，畅老选补中益气汤治疗子宫下垂，辨证思路方法与大法无二，此案值得借鉴的思路是畅老将黄芪与枳壳配合，一升一降，意在恢复中焦气化之机，使中枢升降得序，特别值得一提的是畅老对枳壳的重用，意在通下，实为泻下壅阻之浊气，其下陷之清阳得以升提。现代药理研究也证明枳壳有促进平滑肌收缩的作用。

二十、生脉散证

【出处】《医学启源》。

【方药组成】麦冬15g，人参10g，五味子6g。

【病机】气阴两伤。

【汤证脉症】

主症：肢体倦怠、气短懒言、口干作渴、汗多脉虚；

兼症：干咳少痰，食少消瘦，虚热喘促，气短自汗；或疮疡溃后，脓水出多，口干喘促，烦躁不安，睡卧不宁。

舌脉：舌燥苔少，脉微细弱。

【禁忌】若属外邪未解，或暑病热盛，气阴未伤者，均不宜用。久咳肺虚，亦应在阴伤气耗，纯虚无邪时，方可使用。

【典型病案】

心悸案

古某，男，77岁，盐湖区陶村镇张孝村人。因动则心悸、气喘6年，加重8小时，于2011年10月9日入院，住院号：128980，活动时气短气喘、日常活动受限，曾诊断为"肺栓塞"，服"华法林"1片，日1次，倍他乐克

6.25mg 日 2 次、消心痛 10mg 日 2 次。本次发病前因下雨，着急上楼收取柿饼而诱发加重，气短气喘、端坐喘息、张口抬肩，服"正痛片"2 片，1 小时后减轻，血压 150/80mmHg，形体肥胖，心界向左下扩大，心率 76 次/分，律齐，二尖瓣、主动脉瓣可闻及收缩期吹风样杂音 3/6 级，腹膨隆，双下肢 1 度可凹型性水肿。ECG：窦性心律 76 次/分，房性早搏，完全性右束支传导阻滞，下壁 T 波低平、倒置；心脏彩超：左房略大，室间隔左室增厚、主动脉二尖瓣退行性改变并反流，左室舒张功能低；彩超：双侧颈动脉粥样硬化，右侧颈总动脉分叉处前壁低回声斑块 1.39cm×0.28cm，后壁混合斑块 1.74cm×0.36cm，右侧椎动脉流速降低。西医诊断：冠心病心功能不全 3 级。因虚实难断，故于 2011 年 10 月 10 日请畅老会诊，刻诊：活动后气短，下肢无力，腰酸困，面部及下肢浮肿，唇绀，舌淡苔白，苔心薄，脉细滑，时见结止。病机为心气不足、肾失摄纳，方用生脉散加味：党参 15g，麦冬 6g，五味子 9g，山茱萸 20g，枸杞 12g，沉香颗粒 2g，茯苓 30g，泽兰 15g，10 剂后可步行上至 6 楼，出院后再以原方 10 剂巩固疗效。

【按语】患者病久，临床表现错综复杂，虚实相兼，辨证选方非常困难，畅老从繁杂的临床表现中抓住"心悸、气短"，选补益心气的生脉散作为基础方，然而患者久病及肾，肾不纳气，喘促动则尤甚、腰酸腿乏，配枸杞、山茱萸、沉香补肾纳气，该例患者虚实相兼，以虚为主，兼有瘀血水饮内停，见唇绀、面部及下肢浮肿，配以茯苓、泽兰化瘀利水。此案是畅老在治疗疑难重病时执简驭繁、以小搏大、以缓图急的典范，病虽繁杂，药用简练，效果显著。

二十一、香砂六君子汤证

【出处】《古今名医方论》。

【方药组成】人参 9g，白术 15g，茯苓 15g，甘草 6g，陈皮 9g，半夏 9g，砂仁 9g，木香 9g，生姜 6g。

【病机】脾胃气虚，痰阻气滞。

【汤证脉症】

主症：呕吐痞闷，不思饮食，脘腹胀痛。

兼症：消瘦倦怠，或气虚肿满，或口舌生疮。

舌脉：舌质淡苔白，脉细缓。

【禁忌】阴虚火旺者慎用。

【典型病案】

吴某，女，40 岁，在山西省运城市某机关单位上班。因口干舌燥伴身体乏力近 1 年，于 2001 年 12 月 12 日初诊。患者近 1 年来，口干舌燥，喜热饮，双目、鼻腔及全身皮肤干燥，伴全身乏力，食后胃脘胀满，嗳气频发，月经正常，本次经停 10 天，曾查尿常规、空腹血糖均未见异常。查：舌尖偏红，苔薄白满布，脉沉细。辨证属香砂六君子汤证，治以益气化痰、行气健脾，处方：木香 9g，砂仁 6g（捣，后下），党参 12g，生白术 15g，茯苓 10g，半夏 9g，陈皮 12g，炙甘草 9g，生山药 30g，生山楂 15g，乌梅 6g。3 剂，日 1 剂，水煎服。2001 年 12 月 15 日复诊，诉口、鼻、舌干均减轻，纳食好，体力增，舌淡红，苔白脉同前，上方加沙参 12g 益气滋阴，5 剂，水煎服。

【按语】香砂六君子汤证见于《古今名医方论》，用于治疗气虚痰饮，呕吐痞闷，脾胃不和，变生诸证者，或见呕吐痞闷，不思饮食，脘腹胀痛，消瘦倦怠，或气虚肿满。本案中，患者以口干舌燥伴身体乏力来诊，一般多考虑气阴两虚，以生脉散等益气养阴，香砂六君子药味香燥，很少考虑在内。但在四诊中得"食后胃脘胀满，嗳气频发、脉沉细"症状，抓住病机为脾虚、痰湿内阻，津液不能上承，不能充养肌肤则燥象就表现出来，因此用香砂六君子汤益气化痰、行气健脾。药后不但没有引起燥象加重，反而"口鼻、舌、干均减轻，纳食好，体力增"。该案体现了汤方辨证的"抓主症、识病机"的核心要点。

二十二、杞菊地黄丸证

【出处】《医级》。

【方药组成】熟地黄24g，山茱萸12g，山药12g，牡丹皮9g，白茯苓9g，泽泻9g，枸杞子9g，菊花9g。

【病机】肝肾亏虚。

【汤证脉症】

主症：头晕目眩，两目昏花，视物不清，眼珠涩痛，怕光羞明，迎风流泪。

兼症：耳鸣。

舌脉：舌质红苔少，脉弦。

【禁忌】痰湿、湿热者慎用。

【典型病案】

眩晕案

黄某，男，79岁，家住山西省运城市盐湖区。已眩晕

4 年，加重 2 个月，于 2011 年 10 月 18 日入院，住院号：128865。患者在院外曾经多方医治眩晕，但效果不佳，入院慕名请畅老诊治。患者坐、站、行、颈部活动均头晕，动则加重，平卧则舒，腰膝酸困，夜尿频多。舌淡红，少苔，脉虚弦。证属：肾精亏虚，脑髓不充。方用枸菊地黄丸加减：枸杞 15g，菊花 15g，熟地黄 12g，山药 10g，山茱萸 15g，黄精 12g，桑椹 12g，丹参 15g，葛根 15g，怀牛膝 20g，荷叶 10g，7 剂，日 1 剂，水煎服。于 2011 年 11 月 12 日头晕缓解出院。

【按语】眩晕一证多因风、火、痰、瘀、虚而起，本例患者在院外曾长期从气虚论治，眩晕因虚而起，诸医无争议。眩晕属虚者有气虚、血虚、气血双亏、肾虚之别，畅老分析患者年老肾虚为本，且见腰膝酸困、夜尿频多，说明病位在肾，见舌淡红，少苔，脉虚弦，属肾阴不足，选方为杞菊地黄丸。

二十三、炙甘草汤证

【出处】《伤寒论》。

【方药组成】炙甘草 12g，生姜 9g，桂枝 9g，人参 6g，生地黄 50g，阿胶 6g，麦门冬 10g，麻仁 10g，大枣 10 枚。

【病机】心之气血不足，阴阳两虚。

【汤证脉症】

主症：心动悸。

兼症：气短，失眠。

舌脉：舌淡，苔少，脉结或代。

【禁忌】①阴虚内热者忌用。②脉结代属血瘀者忌用。

③脉结代属痰阻者忌用。

【典型病案】

吕某，女，45 岁。2014 年 12 月 5 日初诊，主因"发作性心悸 4 年，再发 2 天"入院。4 年前体检过程中发现心律不齐，查心电图及 Holter 诊断为心律失常，频发室性早搏，未治疗，平素劳累、着急易发心慌，2 天前因着急后再发心悸、胸闷，急查心电图为频发室性早搏，动态心电图：窦性心律，室上性早搏，室性早搏，短阵室性心动过速。无气短，无大汗，无咽部紧缩及肩背放射痛，无烧心、反酸，无咳嗽、咳痰。现发作性心悸、胸闷，饮食睡眠可，大便日 1 次，小便可。舌淡暗，苔剥，脉结代。月经：近 3 个月月经不规律，每月 2 次，每次 10 余天。证属炙甘草汤证，治宜益气滋阴，通阳复脉。处方如下：

炙甘草 15g，党参 15g，桂枝 12g，干姜 10g，麦冬 10g，熟地黄 15g，火麻仁 30g，大枣 30g，白芍 15g，麦芽 15g，神曲 15g，3 剂，日 1 剂，水煎服。服用 3 剂后自觉心慌症状明显缓解，饮食，近日夜间睡眠欠佳，二便调，舌淡暗、苔剥，脉结代。查体：血压：106/74mmHg，脉搏：74 次/分。中药方在上方基础上加磁石以安神定悸。服 3 剂后查看病人，听诊心律不齐改善，早搏明显减少。

【按语】临床中治疗心动悸的方剂较多，如归脾汤、桂枝甘草汤、桂枝甘草龙骨牡蛎汤，病因不同，但其方证中均无脉结代。炙甘草汤的辨证要点，仲景已标示无疑，病机为阴血阳气虚弱，心脉失养。心动悸、脉结代是其临床主要指征，《伤寒论》："伤寒，脉结代，心动悸，炙甘草汤主之。"熟悉经典原文、掌握方证要点，拿来便用，属于汤方辨证之"顿悟"思维范畴。又，患者平素胃纳少，怕食生冷，生姜改干姜增强温中之力，加入麦芽、神曲健脾消食。

二十四、归脾汤证

【出处】《济生方》。

【方药组成】白术15g，当归9g，白茯苓9g，黄芪15g，龙眼肉9g，远志9g，酸枣仁15g，人参9g，木香3g，炙甘草6g。

【病机】心脾气血两虚，脾虚不能统血。

【汤证脉症】

主症：心悸怔忡，健忘失眠。

兼症：多梦易惊，食少体倦，面色萎黄，吐血、衄血、便血，妇女月经超前，量多，色淡，崩漏或带下。

舌脉：舌淡，苔薄白，脉细弱。

【禁忌】①痰热上扰心神致心悸怔忡、健忘失眠者禁用本方。②瘀血内阻心脉而致心悸者禁用本方。③水饮凌心而致心悸者禁用本方。④血分热盛，迫血妄行而见的各种出血症禁用本方。

【典型病案】

1. 虚劳案

曲某，女，27岁。2014年8月12日初诊，反复乏力7年。7年前因甲亢，经I^{131}治疗后出现甲减，现症见乏力，时有头晕，饮食一般，睡眠浅、易醒，二便正常。舌淡，苔薄白，脉弱。月经：经量一般（同甲亢治疗前比较明显增多），无痛经、有血块，适龄婚育，孕1，顺产1女。检查：血常规：RBC 3.60 × 10^{12}/L，Hb 59.0g/L，HCT 22.6%。证属归脾汤证。治宜健脾益气补血。处方如下：黄芪30g，当归10g，人参6g，甘草10g，炒白术30g，木香10g，酸枣仁15g，龙眼肉10g，远志6g，小茴香6g，蒲黄10g，五灵脂10g，炒麦芽15g，炒谷芽15g，神曲10g，14剂后乏力显著缓解，头晕消失。

2. 葡萄疫案

杨某，女，23岁。2014年4月16日初诊。双下肢出现红色斑点，按之不退色，反复发作近1年。西医按过敏性紫癜给予抗过敏、抗感染和降低毛细血管通透性药物治疗，病情好转，但时不时反复。刻诊：双下肢可见大小不一的红色斑点，部分融合成片，按之不褪色，面色㿠白，乏力，动则气短，饮食不香，舌质淡红，有齿痕，苔薄白，脉虚细。中医辨病为"葡萄疫"，分析因思虑伤脾而致脾虚不能统血，血不归经，外溢于皮肤而成紫斑，证属归脾汤证。处方：黄芪30g，当归10g，炙甘草10g，茯神12g，紫草10g，白茅根30g，旱莲草15g，仙鹤草15g，神曲10g，焦山楂10g，7剂，水煎服，日1剂。

2014年4月23日复诊，双下肢出血点减退，气短乏力，食欲改善，守上方加三七粉2g（冲服），继服7剂。三诊：10天后双下肢出血点消失，嘱口服参苓白术散以善后。

【按语】归脾汤出自《济生方》，常用于多种出血、贫血及心脏病等辨证属心脾气血两虚及脾不统血者，见心悸怔忡、健忘失眠、食少体倦、面色萎黄、舌淡苔白，脉细弱或失血、崩漏等。《沈氏女科辑要笺正》："归脾汤方确为补益血液专剂。"《医方集解》："此手少阴、足太阴药也。

血不归经则妄行，气壮则能摄血，血自归经。"虚劳案中患者因失血而致气血双亏，失于濡养，症见乏力，睡眠浅，形成虚劳，选归脾汤益气补血，健脾养心。月经有血块，属瘀血之象，加蒲黄、五灵脂活血祛瘀，麦芽、谷芽、神曲消食。葡萄疫或因热迫血妄行，或因阴虚虚热扰动脉络，或因脾气虚弱统血无力，案中患者双下肢反复有出血点、面色㿠白、乏力、动则气短、食少，舌淡，有齿痕，苔薄白，脉细，属于脾虚，摄血不固，用归脾汤健脾摄血治在本，用汤方辨证的思路抓主症、识病机，效如桴鼓。

二十五、柴胡加龙骨牡蛎汤证

【出处】《伤寒论》。

【方药组成】柴胡12g，龙骨30g，黄芩15g，生姜10g，铅丹10g，人参10g，桂枝10g，茯苓15g，半夏10g，大黄6g，牡蛎30g，大枣10g。

【病机】邪热内陷，弥漫三焦。

【汤证脉症】

主症：胸胁满闷，烦躁谵语，惊惕不安。

兼症：小便不利，一身困重，不能转侧，或眩晕耳鸣，失眠易怒，或狂躁，夜游，或发癫痫，或心悸不宁。

舌脉：舌红或红绛，苔黄，脉弦数。

【典型病案】

1. 不寐案

刘某，男，67岁，山西省541兵工厂退休职工。2014年6月9日来诊。患者5年来经常夜间多梦，梦境内容多是与人吵架、打架、踢人，醒后胸闷，需要自己捶胸、矢气后好转。患者感记忆力变差、健忘，平素饮食可，大便干秘，1～3天1行，小便正常，有冠心病史6年，无活动后气短、发作性胸痛，曾经多次中医治疗，效不佳。查：舌质红，舌尖起刺，苔白稍黄、略厚，脉沉弦。病机：邪热扰神。辨证属柴胡加龙骨牡蛎汤证，治法：镇惊安神，内解热结。用方：柴胡9g，黄芩10g，半夏10g，生龙骨30g（先煎），生牡蛎30g（先煎），川连9g，大黄9g（后下），枳实10g，白芍12g，珍珠母30g（先煎），琥珀6g（冲），茯神15g。7剂水煎服，日1剂，午睡及夜休前1小时服用。

2014年6月16日二诊，患者诉做梦较前减少，胸闷减，大便已正常，但两太阳穴及后项部胀，午时略轻，舌红减，苔白，脉沉弦，于上方加白芷9g，葛根15g，继服7剂。1个月后随访，与人争斗之梦明显减少，夜休良好，日间精神佳，头胀项强除，二便正常，并悄语其性功能较前改善。

【按语】柴胡加龙骨牡蛎汤见于《伤寒论》第107条"伤寒八九日，下之，胸满烦惊，小便不利，谵语，一身尽重，不可转侧者"，临床可用于失眠、抑郁证、更年期综合征、植物神经功能紊乱、性功能障碍等多种精神神经疾患。临床辨证以"胸胁满闷、烦躁谵语、惊惕不安"为主症，可见一身困重，不能转侧、眩晕耳鸣、失眠易怒、狂躁、心悸不安等多种兼症，舌象多见红或红绛，苔黄，脉弦数。该案中畅达先生抓住患者"多梦、梦境打斗、胸闷"的主症，舌脉基本符合汤证，故用柴胡加龙骨牡蛎汤不疑，原方中有"铅丹"一味，因其有毒，现已不用，有以生铁落代之，畅达先生本方中以琥珀冲服代之，镇心定惊安神，且琥珀有活血散瘀之功，结合患者冠心病史，用之恰宜。方中加枳实、白芍与柴胡组合有四逆散之意，可疏理郁结之肝气，枳实、白芍与大黄配伍合前药有大柴胡汤之意，可清解阳明热结，属于随症加减，加黄连清心经实火，又加珍珠母、茯神镇心宁心安神。从该案可以看出其临床思维之灵活，不离经典，不囿经方，确立主方之后随症加减又隐含多个汤方在其中，增主方之效而不喧宾夺主。

2. 心悸案

王某，男，62岁，山西运城人。主因"心悸、多汗半年余"于2008年7月27日初诊。患者近半年多来心悸，气短，汗出多，阵阵而作，时见手足心热，夜眠欠佳，且多做噩梦。近期内症状加重，发作频繁，且有恐惧感，曾服谷维素、安定等取效不著。纳食尚好，二便正常。舌淡红、苔白薄，脉沉弦细。证属柴胡加龙骨牡蛎汤证，方用：柴胡6g，黄芩9g，半夏9g，桂枝12g，白芍24g，生龙骨30g，生牡蛎30g，党参10g，麦冬9g，五味子10g，乌梅10g，炒麦芽15g，夜交藤15g，生姜3片，大枣4枚，小麦30g，7剂，日1剂，水煎服。

2008年8月4日复诊，上方服7剂后症情明显好转，出汗减少，心悸减轻，惟手足心烦热不减，上方桂枝减为6g，加黄柏6g，继服。

2012年8月11日又诊，症状完全消失，一切如常。

【按语】柴胡加龙骨牡蛎汤是畅老治心身疾病的常用方，凡符合柴胡类方的基本适应证，原文中描述的各种或然症状均可作为"辨兼证、识变化"的重要指征，无论患者以何种或然症作为主诉来就诊，病症只要具有时轻时重、长期反复、汗出、惊悸等柴胡证病机的基本标志都可用柴胡类方，这正是张仲景"但见一证便是，不必悉具"的内涵所在。

3. 癫症

徐某，男，17岁，学生。1998年5月25日初诊。因精神恍惚，默默不语1个月前来就诊。患者性格内向，喜安静，好独处，常抑郁寡欢。1个月前因与同学发生争执，怒气未发，郁闷胸中而发作。刻诊：表情淡漠，神情呆滞，默默不语，精神恍惚，夜间恐惧，整夜不眠，心烦急躁，幻视幻听，寒热不知，纳呆不饥，大便已数日未解而不知所苦，舌红苔白腻，脉弦细滑数。辨证属肝胆失调，郁火夹痰，上抗心神之癫症。治宜和解泻热，重镇安神，方用《伤寒论》柴胡加龙骨牡蛎汤加减：柴胡9g，黄芩9g，半夏10g，枳实12g，大黄10g，生龙骨30g（先煎），生牡蛎30g（先煎），桂枝10g，陈皮15g，云苓15g，焦山楂15g，焦麦芽15g，焦神曲15g，生姜10g，2剂，每日1剂，水煎，晚睡前服头煎，次晨服第2煎。

1998年5月27日二诊，其父代述：药后患者吐出诸多痰涎，泻下大量绿色粪便，且异常臭污秽，随后精神好转，夜间虽然仍恐惧难寐，但烦躁已明显减轻。其表情时而呆顿，时而微悦，并自言口黏口苦，故于上方加黄连9g，滑石15g（布包），菖蒲12g（后下），郁金12g，珍珠母、生铁落各30g（先煎）。2剂，煎服法同前。

1998年5月29日三诊，患者精神安定，表情接近自然，夜寐前仅加服安定2.5mg即可安睡8小时，遂于上方去枳实、大黄，加当归10g，生地黄10g以养血安神。7剂，煎服法同前。

1998 年 6 月 6 日四诊，患者精神自如，已可自述病史，尚感注意力不易集中，健忘，厌听，厌读，厌写，仍服上方 4 剂巩固疗效，继服天王补心丹以善其后。

12 月 6 日随访，患者神志正常，身体健康，正在准备期末考试。

【按语】此例患者平素性格内向，肝之疏泄欠佳，气机易于郁结，又因怒气未发，使气郁化火，波及胆腑，导致少阳失和，枢机不利，三焦壅滞，津聚为痰。郁火夹痰上扰心神，神志受病，形成癫症。仲景用此方治少阳病兼烦惊、谵语证，而畅老选此方治癫症，二者虽病名各异，但同为肝胆失调，郁火夹痰之证，故异病同治而获愈。

4. 百合病

王某，女，43 岁，教师。1999 年 2 月 22 日初诊。患者思绪烦乱，失眠难寐 2 年，加重 2 个月，多方诊治疗效欠佳而就诊。自述患"神经衰弱"已 10 年，2 年前因用脑过度而发病。刻诊：表情忧郁，神情不安，思绪烦乱，时时涕泪俱下，难以自控，整夜不能入眠，虽用极量安定，阿普唑仑，多虑平等，亦仅能短暂入睡，注意力分散，脑中时而紧闷，时而松散，身体时感轻飘，时感重滞，时感抽掣，时冷时热，热则易汗，健忘头晕，头闷头痛，纳呆，便干，尿少，色黄，口苦咽干，舌暗苔厚，脉沉弦。辨证属郁火伤阴，心肺失养，火扰心神之百合病；治宜疏解郁火，养心益肺，重镇安神；仿仲景柴胡加龙骨牡蛎汤与百合地黄汤意拟方交替服用。①柴胡 9g，黄芩 10g，半夏 9g，郁金 12g，菖蒲 12g（后入），陈皮 12g，枳壳 12g，白芍 12g，生龙骨、生牡蛎、珍珠母各 30g（先煎）。②百合 30g，生地黄15g，知母9g，桂圆肉、小麦各30g，炒枣仁30g（捣），柏子仁12g（捣），合欢皮20g，冰糖15g（捣碎，冲）。各3剂，每日1剂，水煎交替服，晚上睡前服头煎，次晨服二煎，包煎后的百合、桂圆肉、小麦随意食之。

1999年2月28日二诊，药后神情稍安，他症如前方加黄连6g以清心火。后方加山茱萸12g以补肾益阴。各15剂，每日1剂，煎服法同前。

1999年3月28日三诊，药后诸症减四分之三，表情自然，神情安定，思绪时有烦乱，但可自控，并可集中精力完成一项工作，睡眠好转，全身感觉正常，各继服15剂。

1999年5月28日随访，药后诸症悉除，又外出疗养1个月，现已正常执教。嘱其用脑适度，以防复发。

【按语】本例用脑过度，暗耗阴血，且思则气结，气结日久，化火伤阴，心肺失养，火扰心神，百脉俱受其累，故见症多端而成百合病。阴血不足，心神失养，故忧郁烦乱，感觉异常，失眠健忘；火炎于上则口苦、咽干，火移于下则便干、尿黄；神色脉虽一派气结之象，但病发于思虑过度。畅老师法仲景，既用前方疏解郁火，重镇安神，又以后方养心益肺，则气血和调，百脉得养，诸症自除。

二十六、酸枣仁汤证

【出处】《金匮要略》。

【方药组成】酸枣仁30g，甘草6g，知母9g，茯苓10g，川芎6g。

【病机】肝血不足，虚热内扰。

【汤证脉症】

主症：虚烦不眠，咽干口燥。

兼症：心悸，盗汗，头目眩晕。

舌脉：舌红，脉弦细。

【禁忌】①热性病后期之心烦失眠、口干咽燥者忌用。②外感经汗吐下后余热未尽之虚烦不眠者忌用。③劳心、思虑过度之心悸失眠者不宜。

【典型病案】

不寐案

王某，女，50 岁，家住山西省运城市槐中北路建材巷。2014 年 9 月 15 日来诊。患者夜寐差 1 周，入睡困难，多梦，梦境不清，乏力，情绪急躁，左耳耳鸣，腰困，晨起口臭、口黏，头晕、头闷不适，饮食正常，小便色黄，大便干，3～5 日 1 行，舌暗红，苔白厚，脉沉弦细。病机：肝血不足，阴虚内热，兼有肾阴亏虚。证属酸枣仁汤证，治法：养血安神，清热除烦。处方：炒枣仁 25g，知母 9g，当归 10g，白芍 15g，川芎 6g，茯神 15g，川连 9g，栀子 9g，珍珠母 30g（先煎），山茱萸 15g，怀牛膝 15g，7 剂，日 1 剂，水煎服，夜休前 2 小时服用头煎，次日晨起服用第 2 煎。半月后随访，言服药 7 剂，多梦、入睡困难明显减轻，又按原方继服 7 剂后睡眠明显改善，每夜安然入睡 7 小时左右，且耳鸣、腰困减轻，大便不干，口臭亦减。

【按语】酸枣仁汤见于《金匮要略》，用治虚烦不得眠，因此临床以"虚烦不得眠"为主症，可见"心悸、盗汗、头目眩晕"等兼症，典型舌脉是舌红、脉弦细。临床上患者病情往往虚实夹杂，不会按照经典的记载丝毫不差地去得病，因此在确立汤证后仍需随症加减。如该案中患者同时还兼有胃热与肾虚，见口臭、口黏、耳鸣、腰困等，故加川连清胃热、除心烦，加栀子清泄三焦火热，清心除烦，加山茱萸、怀牛膝补肝肾，治疗耳鸣、腰困。栀子豉汤证与酸枣仁汤证皆有虚烦不得眠，但前者有外感伤寒、余热未尽，热扰心神，除虚烦不得眠外，尚有"反复颠倒、心中懊恼"，酸枣仁汤证系肝血不足，阴虚内热所致，无"心中懊恼"，临床应用前需要加以区别。

二十七、天王补心丹证

【出处】《摄生秘剖》。

【方药组成】生地黄15g，人参10g，元参10g，茯苓10g，五味子10g，远志10g，桔梗9g，当归15g，天门冬10g，麦门冬10g，柏子仁15g，酸枣仁15g。

【病机】心肾不足，阴虚血少，心神失养。

【汤证脉症】

主症：心悸失眠，手足心热。

兼症：虚烦神疲，梦遗健忘，不耐思虑，口舌生疮，大便干燥。

典型舌脉：舌红少津，脉细弱或虚弦。

【禁忌】①凡因痰、火、气滞、瘀血引起神志不安、心悸失眠者，禁用本方。②脾胃虚弱，胃纳欠佳者慎用。③阴虚阳亢、虚实痰热夹杂者慎用。

【典型病案】

1. 不寐案

梁某，女，35岁，运城市盐湖区人。2014年9月1日来诊。患者 1 年来入睡困难，眠时多梦，易醒，乏力，自觉 1 年来精神差，做事无精神，脱发明显，大便干，需要口服"完美"保健品方可每日排便。患者月经量少色黑，周期基本正常，每次行经在 1 周左右，末次月经在 2014 年 8 月 10 日，舌偏红，苔薄白，脉沉细数。病机：心肾不足，阴虚血少，心神失养。辨证属天王补心丹证，治以滋阴养血，补心安神，处方：当归 15g，生地黄 12g，天冬 10g，麦冬 10g，炒枣仁 20g，柏子仁 15g，远志 6g，丹参 15g，元参 10g，太子参 15g，陈皮 10g，枳壳 10g，益母草 20g，桑叶 10g，10 剂，日 1 剂，水煎，分 2 次服用。

2014 年 9 月 19 日二诊，患者诉睡眠改善，精神较前佳，大便已不干，脱发似有改善，9 月 11 日月经来潮，量与前无明显变化，经期无腹痛，5 日经净。上方加女贞子 15g、旱莲草 15g、制首乌 10g，10 剂继服。

【按语】天王补心丹证与酸枣仁汤证有相似之处，均有阴虚血少，虚烦少眠，但酸枣仁汤证侧重于肝血不足，治疗重在养血安神，而天王补心丹证侧重于心肾不足，虚火内扰较重，治疗上清虚热之力较强。畅达先生强调在使用天王补心丹时，必须抓住"失眠、舌红、脉细数"的证治要点，可兼有神疲、虚烦、口舌生疮、大便干燥等症。二诊在巩固疗效基础上，加女贞子、旱莲草、制首乌以补益肝肾、养血生发。

2. 玫瑰痤疮案

史某，女，53 岁，山西省运城市平陆县人。2007 年 10 月 15 日初诊。患者近两年来鼻尖、鼻翼两侧、下颌出现对称性红斑，初发时红斑时轻时重，渐渐持续不退，食辛辣红斑加重，舌嫩红，苔黄厚，辨为肺胃湿热，投以清肺抑火汤加减。连服 4 周，红斑虽有减轻但并未消退。转请畅老会诊，详细询问病史：患者近两年经商压力很大，失眠多梦、大便干秘，时有怔忡，惊悸不宁，月经先期，量少质稀，舌嫩红，脉细数。畅老辨为心肾不足、虚火上炎，选天王补心丹加减。

方用：生地黄 30g，人参 10g，丹参 10g，玄参 30g，炒枣仁 15g，柏子仁 15g，远志 10g，五味子 6g，野菊花 12g，薄荷 10g，连翘 10g，桔梗 10g，天冬 10g，服上方 4 剂，大便通，睡眠显著改善，红斑、充血减轻。再服 14 剂，红斑基本消除。

【按语】玫瑰痤疮多从肺胃热盛、脾胃湿热论治。对该病人，畅老取整体辨证结果而不为局部现象做取舍。天王补心丹以治疗心肾不足、虚火上炎的不寐为主，然而掌握了汤方病机实质，圆机活法对临床一些看似难治、疗效不好的病人打开思路、选准方药就能取得良好疗效。

二十八、半夏厚朴汤证

【出处】《金匮要略》。

【方药组成】半夏 12g，厚朴 9g，茯苓 12g，生姜 9g，苏叶 6g。

【病机】痰气互结。

【汤证脉症】

主症：咽中如有物梗，咯吐不出，吞咽不下。

兼症：胸胁满闷，或咳或呕。

典型舌脉：舌质淡，苔白，脉弦细或弦滑。

【禁忌】气郁化火，阴伤津少者不宜。

【典型病案】

梅核气案

蔡某，女，52岁，山西省运城市临猗县人。因"咽中异物感1年"于2000年11月16日初诊。患者平素性格内向，近1年咽中如有异物，吐之不出，咽之不下，尤于下午明显，近期内感咽痛，并有胃脘堵闷，纳食一般，二便调。查：咽部充血，扁桃体不大，舌红，苔薄白，脉弦滑。辨证属半夏厚朴汤证，治法为化痰散结，滋阴清热。处方：半夏9g，厚朴12g，苏梗10g，茯苓15g，沙参15g，生地黄15g，麦冬9g，大贝母9g，桔梗6g，7剂，日1剂，水煎服。

2000年11月30日二诊，上症减轻，仅午后咽部有憋胀感，上方去青果，加乌梅9g，郁金12g行气解郁，7剂，水煎，继服。

2000年12月21日三诊，服上药后症状缓解，停药后稍有不适，舌淡胖，有齿痕，拟方如下：半夏9g，厚朴15g，苏梗10g，茯苓15g，白术10g，枳壳12g，大贝母10g，桔梗6g，郁金12g，乌梅9g，7剂，水煎服。半月后随诊，症状未再发作。

【按语】本方证多由情志不畅，肝气郁结，肺卫宣降失常，津聚成痰，与气相搏，结于咽喉导致咽中如有物阻，咯吐不出，吞咽不下。《金匮要略》谓之"咽中如有炙脔"。吴谦《医宗金鉴》认为此病得于七情郁气，凝涎而生。但原方重于温开，仅适用于痰气互结而无热者，因此临床对气郁化火、阴精被伤者，畅老常加用沙参、麦冬、生地黄养阴清热以反佐，贝母、桔梗化痰散结，痰气阻滞，为梅核气之痰气交阻、津液失布者提供了一条新的治疗思路。

二十九、瓜蒌薤白半夏汤证

【出处】《金匮要略》。

【方药组成】瓜蒌实 12g，薤白 9g，半夏 9g，黄酒 70mL。

【病机】胸阳不振，痰气痹阻。

【汤证脉症】

主症：胸中满痛彻背，背痛彻胸，不能安卧，短气。

兼症：痰多、黏而白。

舌脉：舌质紫暗或有暗点，苔白或腻，脉迟。

【禁忌】阴虚有热者忌用，痰热盛者忌用。

【典型病案】

胸痹案

席某，女，78 岁，山西省运城盐化局退休干部。主因发作性胸闷 10 年，再发并加重 3 天，于 2011 年 4 月 22 日入院，住院号：127503。既往"冠心病"10 年，坚持服药仍频繁发作，2007 年"胆囊结石"手术治疗后发作明显减少，高血压 30 余年，最高达 220/110mmHg。本次由 3 天前老伴去世，悲伤、劳累诱发发作性胸痛，近日纳呆、口苦、咳嗽、声音嘶哑，血压 120/70mmHg，心电图 AVF、V4－6、V7－9 ST 段下移＞0.05mV。西医诊断：①冠心病不稳定性心绞痛：②高血压 3 级（极高危组）。曾用柴胡疏肝散加减6 剂等中西药治疗，疗效欠佳。于 2011 年 4 月 18 日请畅老会诊。刻诊：胸闷、胸痛频作，尤以夜间多发，舌淡红，苔白厚，脉沉细。属心阳不振之瓜蒌薤白半夏汤证，选此方与冠心 2 号、生脉散化裁如下：瓜蒌 15g，薤白 12g，半夏 9g，枳壳 12g，丹参 15g，降香 9g，红花 10g，党参 12g，沙参 12g，麦冬 9g，五味子 9g。服药 3 剂后于 2011 年 4 月 22 日第二次会诊：近日患者病情平稳，夜间未发作胸闷，唯觉口咽干燥，似有痰贴于咽部，于上方加沙参至 15g，藏青果 6g，桔梗 6g，3 剂后胸痛缓解，住院医师后以小柴胡汤加味调理，症状缓解后出院。

【按语】本例因悲伤、劳累诱发胸痹伴烦躁、口苦、纳呆，根据病因病机结合兼症选用柴胡疏肝散，初看符合柴胡疏肝散汤证，但临床效果欠佳。1 周后请畅老会诊。畅老证、治、方、药与前完全不同，畅老抓主症、识病机，立法、选方。理由有：①患者系一老年女性，宿有胸痹，突然配偶离去，悲伤、劳累耗气，症为凌晨 2：00 ~ 3：00 发作，持续长达 1 小时，伴汗出、烦躁、脉沉细，其本在心阳不振，心气不足。②患者久患胸痹，已形成痰瘀互结，悲伤、劳累又伤气、伤阳，推动无力，结于胸中而于夜半痛作。故辨为心阳不振，痰瘀互结。治法：通阳散结，行气化痰，活血化瘀。方用瓜蒌薤白半夏汤、生脉散、冠心 2 号（川芎 15g，赤芍 15g，红花 15g，降香 15g，丹参 30g）化裁 3 剂，夜间胸痛未作，因有痰黏于咽，故于上方加桔梗、青果治之，胸痹缓解，未再发作。口苦诸症为同一个病机中的第二个问题，医师以小柴胡汤加减调理 1 周，诸症缓解，于 2011 年 5 月 1 日出院。畅老对本例患者采取抓主要矛盾的诊治方法，患者症状繁多，但并非要面面俱到，首要的问题是夜间发作性胸痛，先围绕胸痛分析、解决。

这一问题解决后，再解决次要矛盾——口苦、咽黏诸症。

三十、血府逐瘀汤证

【出处】王清任《医林改错》。

【方药组成】桃仁12g，红花9g，当归9g，生地黄9g，川芎5g，赤芍6g，牛膝9g，桔梗5g，柴胡3g，枳壳6g，甘草3g。

【病机】瘀血内阻。

【汤证脉症】

主症：胸痛，痛有定处。

兼症：头痛日久，痛如针刺而有定处，或呃逆日久不止，或内热烦闷，或心悸失眠，急躁易怒，或入暮潮热，唇暗，或两目暗黑，痛经等。

舌脉：舌暗红或有瘀斑，脉涩或弦紧。

【禁忌】孕妇禁用，月经过多或有出血倾向者禁用或慎用。

【典型病案】

1. 癫痫案

患者，男，29岁。1997年7月15日初诊，双手抽搐伴神志不清时作1年余。患者1年多来每每于情志不畅时双手抽搐，伴神志不清，口吐涎沫，口唇青紫，有异常叫声，约数分钟后缓解。曾做脑电图提示有癫痫的可能。服卡马西平、苯妥英钠等，效果不显。舌质红，苔薄白腻，脉沉弦。诊断：癫痫。病机：气滞血阻，风痰闭窍，证属血府逐瘀汤证。治宜理气活血化瘀，涤痰息风开窍。方以血府逐瘀汤加减：当归12g，赤芍15g，白芍15g，生地黄10g，

川芎 9g，桃仁 10g，红花 10g，柴胡 9g，炒枳壳 12g，桔梗
6g，生龙骨 30g（先煎），生牡蛎 30g（先煎），珍珠母 30g
（先煎），石菖蒲 12g，郁金 12g，胆南星 9g，7 剂，日 1 剂，
水煎服。

1997 年 7 月 22 日二诊，服上药期间癫痫未作。上方加
陈皮 12g，茯苓 20g，继服。7 剂后，患者无不适，病未再
发。仍循前法，遣以经验方定痫散加减：香附 20g，郁金
20g，广木香 20g，白矾 10g，朱砂 10g，丹参 30g，地龙
30g，上药共研细末，分 20 包，每次 1 包，每日 1 次，温开
水送服。服上药 20 天，癫痫未作，再予上述散剂一料，以
资巩固。随访半年，病未复发。

【按语】癫痫的治疗，发作时一般多循豁痰顺气、平肝
息风、通络镇痉、宁心安神定惊、清肝泻火等法治疗，效
者居多，不效者亦不乏其例。对此，畅老常从痰、瘀、气、
风着眼而收效。一则"怪病多痰"；二则"久病多瘀"；三
则痰瘀生则气郁，气郁则痰瘀益甚；四则治风不治血，事
倍功半。故临证宜采用活血息风、涤痰理气之法。畅老紧
紧抓住情志不畅（气郁）、口唇青紫（血瘀）、四肢抽搐
（风动）及舌苔白腻（痰阻），而以血府逐瘀汤活血化瘀、
疏肝理气，加生龙骨、生牡蛎、珍珠母重镇息风，加石菖
蒲、郁金、胆南星、陈皮、茯苓涤痰开窍，并以自制经验
方定痫散善后，共奏理气活血化瘀、涤痰息风开窍之功，
而获全效。

2. 脱发案

李某，32 岁。2012 年 9 月 23 日初诊。患者稀疏脱发 2
年，曾就诊多家医院，按"脂溢性脱发"用中西医治疗后

效不满意。刻诊：头顶、前额头发稀疏，油腻感重，无鳞屑、瘙痒。平素嗜食油腻，体肥胖，偶有头痛，痛有定处，烦躁易怒。唇、面色，两目暗黑。舌质暗红，有瘀斑，脉弦紧。中医诊断：面游风。证属血府逐瘀汤证，方用血府逐瘀汤。药用：桃仁15g，红花10g，当归9g，生地黄10g，川芎10g，赤芍15g，牛膝10g，桔梗6g，柴胡5g，枳壳9g，甘草6g，土茯苓15g，苍术15g，10剂，每日1剂，早晚分服。10剂后虽脱发未见明显改善，但油腻感减轻，头痛未发作，面、唇色改善。再服20剂后，脱发明显减少。再以原方加减服用30剂后，病理性脱发消失。

【按语】脂溢性脱发，颜面油腻、瘙痒、脱发一般多从湿热风动论治；湿热日久，气血运行不畅，瘀血内生。病人烦躁易怒，唇、面色，两目暗黑，有瘀斑，脉弦紧，血瘀指征，从瘀血论治可获得良好的临床疗效，是血府逐瘀汤临床活用的一个验案，虽然疾病不同，但临床有固定性头痛、唇、面色，两目暗黑。舌质暗红，有瘀斑，脉弦紧等瘀血内停的指征，病机准确，体现了中医异病同治的精华所在。汤方辨证辨兼症、识变化的意义就在于此。

3. 手足心疼案

王某，女，39岁，山西省万荣县人。2014年4月11日初诊。患者手足心疼2月，其疼走窜不定，以夜间为甚，影响睡眠，但无寒热，腹疼，腰骶胀，多处诊治无效，舌淡红，苔薄白，脉沉细。辨为血府逐瘀汤证，处方：当归10g，赤芍15g，生地黄15g，川芎10g，桃仁10g，红花10g，柴胡10g，枳壳12g，川牛膝15g，丝瓜络10g，路路通10g，桑枝30g，生牡蛎30g，7剂，日1剂，水煎服。

2014年4月21日复诊，手足心疼缓解，睡眠好转。上方加鸡血藤15g，7剂继服，嘱其症解而停药。

【按语】此例手足心疼属少见病症，痛则不通，瘀血阻滞，疼痛多以夜间发作兼见腹疼、腰骶胀痛有定处的特点，故选用血府逐瘀汤，因病位在末梢之手足，所以去原方中的桔梗、甘草而加走手足、通经络的丝瓜络、路路通、桑枝，并用生牡蛎重镇止痛。

4. 失眠案

李某，女，60岁。1998年3月25日初诊。失眠2年，失眠寐浅，呈似睡非睡状，唇干，有辣味，口干夜甚，但欲嗽水不欲咽，舌暗，苔白满布，欠津，脉沉弦。中医诊断为失眠，辨病机属瘀血阻络，神失所养。治宜活血养神。方用血府逐瘀汤加味。药用：当归10g，生地黄10g，枳壳10g，地龙12g，川牛膝15g，赤芍15g，川芎6g，桃仁6g，红花6g，柴胡3g，桔梗9g，5剂，日1剂，水煎服。5剂后好转，再服5剂睡眠正常。

5. 胸痹案

孙某，男，57岁。1998年9月18日初诊。发作性胸闷痛1个月，西药治疗后略减轻。现劳累或活动诱发胸痛，发作时胸痛彻及肩背，一日数次或数日1次，发作时伴双侧头闷痛，静坐10余分钟可缓解，时有命名性失语，疲乏，腰困，口干不欲饮，纳食，二便正常，舌黯，苔白，脉沉弦。心电图检查二阶梯试验阳性。西医诊断：不稳定型心绞痛。中医诊断为胸痹，辨病机属瘀阻血府。治宜活血行气。方用血府逐瘀汤加减。药用：当归10g，桃仁10g，红花10g，石菖蒲12g，郁金12g，枳壳12g，生地黄12g，川牛膝 15g，赤芍 15g，川芎 6g，柴胡 6g，桔梗 6g，3 剂，日 1 剂，水煎服。3 剂后，病情明显减轻，发作次数减少，发作时 3～5 分钟可缓解。上方加丹参 30g，延胡索 10g，五灵脂 10g，5 剂后有欲发而不发的感觉，稍事活动或紧张则感胸闷。上方加党参 12g，山茱萸 15g，7 剂后胸闷缓解。

6. 痛经案

李某，女，21 岁。1997 年 8 月 8 日初诊。痛经 4 年，经前经期少腹剧烈疼痛，痛甚汗出，面色苍白，极度痛苦，经量中等，色黯夹瘀块现值经前，舌淡红尖赤苔白，脉弦细。中医诊断痛经，辨病机属瘀阻胞宫。治宜活血行气，方用血府逐瘀汤加味，药用：生地黄 12g，当归 12g，香附 12g，枳壳 12g，郁金 12g，赤芍 15g，茵陈 15g，川芎 10g，桃仁 10g，红花 10g，延胡索 10g，柴胡 6g，7 剂，日 1 剂，水煎服，服药 7 剂，8 月 24 日经来少腹痛明显减轻，按月经周期，经前 1 周服药，连用 1 个月经周期，痛经完全消除。

【按语】王清任在《医林改错》中记述血府逐瘀汤可以治疗 20 种病症，备受其推崇，临证以胸痛、痛有定处，舌暗红或有瘀斑为证治要点，畅老在临床抓住瘀血内阻病机，应用非常广泛，除所举案例之外还可用于中风、脑鸣、心悸、偏头痛、血栓性静脉炎等。如胸痹案中证属气滞血瘀，伴有头闷疼，命名性失语，故方用血瘀逐瘀汤为主，加石菖蒲，郁金升清窍，解郁滞。王清任认为该汤方对"不眠，用安神养血药治之不效者，此方若神"。失眠案中患者的舌脉无瘀阻之象，但有口干夜甚，但欲饮水不欲咽，鼻热、面凉、唇辣等矛盾症状，当属瘀血的表现，瘀阻脉络，心失所养，心神不安，故致失眠，用上方活血理气，瘀去神安则睡眠如常。就痛经一证来讲，瘀血阻滞既有寒凝瘀阻者，也有气滞血瘀者，对寒凝血瘀者，王清任推用少腹逐瘀汤，气滞血瘀者则径用血府逐瘀汤。

三十一、四物汤证

【出处】《太平惠民和剂局方》。

【方药组成】当归 10g，川芎 6g，白芍 12g，熟地黄 12g。

【病机】营血虚滞，冲任虚损。

【汤证脉症】

主症：面色萎黄，淡白无华，爪甲苍白。

兼症：妇女月经不调，脐腹疼痛，或血瘕块硬，时发疼痛，或产后恶露不下，结生瘕聚，少腹坚痛，时作寒热，或头晕眼花，心悸失眠，手足发麻。

舌脉：舌淡，脉细无力或细涩。

【禁忌】①脾胃虚弱、食少便溏。②阴虚血少者慎用。③出血过多、气息衰微，脉沉细微弱，有气脱之象者，不宜使用。

【典型病案】

1. 头痛案

苏某，女，55 岁，山西运城学院教师。2014 年 4 月 2 日初诊，头痛 20 年，加重 2 个月。高血压 3 年，服施慧达可正常。前额晕、闷痛，久视或休息时为甚，以"正痛片止痛"，午后脘胀恶心，大便略干，舌红，苔白厚，脉沉细，绝经 1 年余。辨属四物汤证，处方：当归 15g，白芍

12g，生地黄 12g，川芎 9g，菊花 15g，白芷 10g，辛夷 6g，苏梗 10g，半夏 10g，竹茹 10g，7 剂，日 1 剂，水煎服。

2014 年 5 月 5 日复诊，头痛较前减轻，恶心缓解，夜眠改善，因音嘶不适（既往曾检查发现声带小结），于上方加柴胡 6g，射干 9g，7 付继服。

2. 梦呓案

杨某，男，9 岁，学生。1998 年 8 月 26 日初诊。因梦呓 1 年 7 个月，且多方诊治疗效欠佳而就诊。家长代述：1997 年 1 月无明显诱因发病，每晚入睡 40～50 分钟即惊呼，恐惧，烦躁，大哭，4～5 分钟又复入寐，虽屡屡犯病而从不自知，昼则胆怯，多疑，烦躁不安，纳少便溏，形体瘦弱，面色少华，舌红少苔，有裂纹，脉沉弦细，曾做 24 小时脑电监测，无异常。病机属阴血不足，虚火扰神，辨证属四物汤证，治宜养血清心，重镇安神，方用四物汤加减：当归 12g，白芍 12g，熟地黄 10g，生地黄 12g，陈皮 12g，云苓 30g，黄连 3g，甘草 6g，竹茹 10g，生龙骨 30g（先煎），生牡蛎 30g（先煎），生铁落 30g（先煎），珍珠母 30g（先煎），5 剂，每日 1 剂，水煎，空腹服。

1998 年 8 月 31 日二诊，药后诸症悉减，仅于每夜入睡后 40～50 分钟坐起，1～2 分钟又入寐，时或呓语，白昼胆量渐增，疑心减少，烦躁亦减，原方继服 5 剂。

1998 年 9 月 6 日三诊，近日症情明显减轻，夜眠好转；梦呓减轻，舌质虽红，已有少许白苔，上方加栀子 6g，龙眼肉 15g，4 剂。

1999 年 3 月 6 日随访，患儿夜寐安稳，白昼胆正，烦解、疑消，嘱其家长，监护少儿禁看武打、神妖鬼怪等刺激性影视片，作息规律。

3. 眩晕案

孙某，女，35 岁，教师，家住山西省运城市盐湖区财苑华庭小区。因头晕 5 年加重 2 年于 2013 年 9 月 2 日初诊。患者头晕多于情绪紧张时发作，休息 10 余分钟即缓解。月经 15 岁初潮，末次月经 2013 年 8 月 23 日，量多，色鲜红，孕 4，药流 2 顺产 2。现产后 2 年余，产后左下肢静脉血栓，左下肢胀，双膝关节痛，活动为甚，面色萎黄，舌淡红，苔白，脉沉细。处方：当归 10g，白芍 12g，熟地黄 10g，川芎 9g，菊花 12g，枸杞 10g，川断 15g，桑寄生 15g，女贞子 15g，旱莲草 15g，7 剂，日 1 剂，水煎服。

2013 年 9 月 9 日二诊，头晕基本缓解，上方加党参 10g，炙甘草 9g，桂枝 9g，7 剂继服。

4. 虚劳案

张某，女，47 岁，住山西省运城市盐湖区祥和小区。因左侧头、颈、眼不适 8 年于 2013 年 5 月 17 日初诊。患者左侧头晕，眼涩，颈不适，在电脑前工作半小时即诱发且乏力思睡、腰酸困。2009 年 9 月经行淋沥不止，西医诊断为"功能性子宫出血"，行子宫内膜消溶术，术后绝经，之后动则汗出。曾做眼科检查，排除眼底病变。颈椎 X 片：颈椎曲度变直。查舌淡红，苔白，脉弦细。辨证属四物汤证，处方：当归 15g，白芍 18g，川芎 10g，生地黄 12g，枸杞子 12g，菊花 12g，山茱萸 15g，山药 15g，五味子 10g，柴胡 3g，密蒙花 10，谷精草 10g，7 剂，日 1 剂，水煎服。

2013 年 10 月 14 日来诊告知，诸症尽解。

【按语】四物汤为中医汤方中养血活血的基础方，许多养血活血的方药均在此方基础上加味生成，临床一般单用四物汤者不多，头痛案中畅老抓住患者血虚为主的基本特征，加不同的引经药、祛风药、化痰通络药，量轻药微，但疗效出人预料，跟师抄方时患者就诊时的痛苦描述与服药后对治疗效果的满意程度让我们不得不将此案收入。推敲此案，气血失于濡养、风痰阻络是病机关键。梦呓案中以四物汤为基础加生龙骨、生牡蛎、生铁落、珍珠母重镇安神；眩晕、虚劳案中取精血同源之意，精充则血足，故在四物汤基础上加滋补肝肾药，使气血生化源源不断。

三十二、桂枝茯苓丸证

【出处】《金匮要略》。

【方药组成】桂枝 9g，茯苓 9g，丹皮 9g，桃仁 9g，赤芍 9g。

【病机】瘀血留滞胞宫。

【汤证脉症】

主症：妊娠胎动不安，漏下不止，血色紫黑晦暗，腹痛拒按。

兼症：经行不畅，或经后腹痛，或产后恶露不尽而腹痛拒按。

舌脉：舌质瘀暗，或见瘀点瘀斑，脉见沉涩。

【禁忌】①本方证为瘀血实证，虽尚有瘀血，但兼有气血亏损者，用本方宜慎。②月经过多者及孕妇慎用。

【典型病案】

1. 瘾疹案

葛某，女，41 岁，山西省运城市某医院护士。2011 年

4月8日初诊。全身间断性风团两年，发作时瘙痒难忍，皮肤干涩，起鳞屑，风团呈斑块。两年来月经时而一个月两至，时而数月一至，量多色暗、夹有多量血块，腹隐痛。舌淡暗，脉涩。证属瘀血内阻、浮络生风。治宜活血化瘀、通络祛风。方用桂枝茯苓丸加味：桂枝9g，茯苓9g，丹皮20g，桃仁9g，赤芍9g，荆芥9g，防风6g。患者服上方14剂风团消失。继续上方加减4个月后月经条达。

2. 白疕病案

樊某，男，42岁。2014年3月14日初诊。全身暗红色斑丘疹鳞屑、瘙痒，反复发作10余年。曾多方按"银屑病"治疗，皮损好转。此次因工作劳累而致皮损加重。患者体格健壮，面色暗红，全身皮肤干燥，躯干、上肢散在暗红色斑丘疹、鳞屑，伴瘙痒，双下肢尤甚。舌质暗，有瘀点，脉弦。中医诊断：白疕病。证符合桂枝茯苓丸证，方用桂枝茯苓丸加减。药用：桂枝10g，茯苓15g，丹皮15g，赤芍15g，桃仁15g，怀牛膝15g，大黄6g。15剂，日1剂，水煎，早晚分服。15剂后，双下肢皮损明显变薄，鳞屑减少。上方再加减服15剂后，皮损消失，留有色沉。

【按语】在《金匮要略》中，桂枝茯苓丸用于治疗妇人腹部肿块且漏下不止的痛症，我们收集、总结了两例畅老运用桂枝茯苓丸治疗皮肤病的验案。这两例验案启发我们桂枝茯苓丸活血化瘀、消癥散结作用应用广泛，活用本方的关键是要把握以下指征：①面色暗红，体质健壮。②皮肤干燥，肌肤甲错（全身散在暗红色斑丘疹、鳞屑）。③舌质瘀暗，瘀斑，脉弦。只要汤证运用要点准确，临床疗效自然满意。

3. 痛经案（卵巢巧克力囊肿案）

孔某，女，27岁，山西省运城市人。2005年9月21日初诊。经来腹痛，白带多半年余。素月经正常，因所愿不遂，近半年来每于月经来潮腹部疼痛，近数月来平日腹部亦隐隐作痛，经期虽正常，但经来色灰暗，有少量瘀块，白带多，色白，清稀，胃纳尚可。妇科检查确诊为左侧卵巢巧克力囊肿（5.9cm×5.0cm）查体：舌暗，有瘀斑，苔白略厚，脉沉涩。少腹部压痛，部位较局限。证属桂枝茯苓丸证，治法理气活血，化瘀消癥，处方：桂枝12g，茯苓20g，桃仁9g，红花9g，柴胡9g，香附10g，郁金12g，生蒲黄10g（包煎），五灵脂10g，泽兰15g，益母草30g，三棱9g，莪术9g，小茴香12g，土茯苓20g，生姜9g，14剂，日1剂，水煎，早晚分服。

2005年10月7日来诊，诉白带较前明显减少，本次月经来潮腹未作痛，唯腰部酸困不适，上方加川断15g，桑寄生15g，再进7剂。

患者未再来诊，数月后因腹泻就诊，告知前次治疗后经来腹痛已痊愈，妇科检查示左侧卵巢巧克力囊肿已消失。

【按语】本案痛经带下，左侧卵巢巧克力样囊肿仅两次诊治即彻底痊愈，疗效显著。畅老根据症、舌、脉、超声结果、局部触诊，选用《金匮要略》桂枝茯苓丸合失笑散加减。《金匮要略·妇人妊娠病脉证并治第二十》"妇人宿有癥病，经断未及三月，而得漏下不止，胎动在脐上者，为癥痼害……"该案中患者经色灰暗，有瘀块，舌暗，有瘀斑，脉沉涩，少腹部压痛、部位较局限，结合超声检查，为瘀为癥，故用桂枝茯苓丸祛瘀化癥，因瘀血导致经行腹痛加用"局方"失笑散破血行血、散血止痛，三棱、莪术破血消癥，针对导致癥的病因：所愿不遂，气机郁结，用柴胡、香附、郁金理气散瘀，血不利则为水，加泽兰、益母草活血利水。因白带清稀如水属下焦虚寒，加小茴香温下并可理气止痛。

三十三、补阳还五汤证

【出处】王清任《医林改错》。

【方药组成】黄芪 120g，当归 6g，赤芍 5g，地龙 3g，川芎 3g，红花 3g，桃仁 3g。

【病机】气虚血滞，脉络瘀阻。

【汤证脉症】

主症：半身不遂，口眼歪斜，小便频数或遗尿不禁。

兼症：语言謇涩，口角流涎。

舌脉：苔白，脉缓。

【禁忌】阴虚血热者忌用。

【典型病案】

1. 蛇串疮案

刘某，男，73 岁。2014 年 5 月 12 日初诊。患者右胸胁部疼痛 3 个月。3 个月前感冒后右胸胁部出现大小不一的红色丘疱疹，呈簇集样，沿神经呈带状分布，疼痛明显，诊断为带状疱疹，抗病毒治疗后皮疹消失，疼痛改善不明显。刻诊：右胸胁部色素沉着，针扎样疼痛，影响睡眠，乏力，饮食可，小便频数，大便稀溏，舌暗淡，苔白，脉缓。辨证为带状疱疹后遗神经痛，证属补阳还五汤证，治宜补气活血通络，方用补阳还五汤加减，药用：黄芪 60g，当归

10g，赤芍 15g，地龙 10g，川芎 10g，红花 10g，桃仁 10g，党参 10g，白术 15g，10 剂，日 1 剂，水煎，早晚分服。

2014 年 5 月 23 日复诊，右胸胁部色素沉着色变淡，疼痛减轻，小便频数好转，再以此方又服 15 剂，1 个月后随访告知疼痛消失，小便正常。

【按语】补阳还五汤来源于《医林改错·卷下》："此方治半身不遂，口眼歪斜，语言謇涩，口角流涎，下肢痿废，小便频数，遗尿不禁。"带状疱疹后遗神经痛，病人胸胁部色素沉着，针扎样疼痛，影响睡眠，乏力，饮食可，小便频数，大便稀溏，舌暗淡，苔白，脉缓，病机是气虚血滞、脉络瘀阻，与该汤证病机一致，即可选用，是有诸内必形于外的具体体现。

2. 中风案

李某，男，63 岁。言语不利、右下肢活动障碍 10 个月。患者 2014 年 1 月 20 日因突发脑出血在急救中心住院治疗，给予对症治疗后病情好转出院，遗留右下肢活动障碍、饮水呛咳、言语欠流利。后多次西医治疗效不佳。现症见：精神一般，言语欠流利，右侧肢体活动不灵活，口中流涎，时饮水呛咳，睡眠可，大便干，日一次，量少，小便正常，舌淡，苔白、水滑，脉沉涩。BP 130/80mmHg。头颅 CT：右侧基底节区、双侧侧脑室体旁多发腔隙性脑梗死，老年性脑改变。证属补阳还五汤证。处方如下：生黄芪 45g，当归 15g，川芎 12g，桃仁 15g，红花 6g，菖蒲 15g，郁金 15g，远志 9g，桂枝 12g，白芍 15g，赤芍 15g，龙骨 30g，牡蛎 30g，鸡内金 10g，神曲 10g，合欢皮 30g，炙甘草 10g，丹参 30g，生姜 15g，大枣 6g，10 剂，日 1 剂，水煎，早晚分服。并配合针刺治疗。服用 9 剂后症状逐渐好转，言语较前流利，饮水呛咳改善，但口中流涎改善不明显。加针刺：金津、玉液点刺出血，取廉泉、上廉泉、左足三里、左三阴交、太冲、阳陵泉、解溪、昆仑、普通针刺，日一次，留针 30 分钟。

【按语】补阳还五汤是体现王清任所创气虚血瘀理论的代表方剂。常用于中风后遗症的治疗，以半身不遂，口眼歪斜，苔白脉缓为辨证要点。王清任认为元气不足后就会导致半身不遂。《医林改错·下卷·半身不遂论叙·半身不遂本源》："夫元气藏于气管之内，分布周身，左右各得其半。人行坐动转，全仗元气""若亏五成剩五成，每半身只剩二成半，此时虽未病半身不遂，已有气亏之症，因不疼不痒，人自不觉。若元气一亏，经络自然空虚，有空虚之隙，难免其气向一边归并，如右半身二成半，归并于左，则右半身无气；左半身二成半，归并于右，则左半身无气。无气则不能动，不能动，名曰半身不遂。"气为血之帅，气虚血行不畅而致瘀，故半身不遂由气虚血瘀所致。因此治宜补气活血，重用黄芪补益元气为主；"诸风掉眩，皆属于肝"，又"治风先治血"，故配伍当归尾、川芎、桃仁、赤芍、红花入肝，行瘀活血，疏肝祛风；加入地龙活血而通经络，共成补气活血通络之剂。

三十四、桃红四物汤证

【出处】《医宗金鉴》。

【方药组成】熟地黄 15g，川芎 8g，白芍 10g，当归 12g，桃仁 6g，红花 4g。

【病机】血瘀阻滞。

【汤证脉症】

主症：妇女经期超前，血多有块，色紫黏稠，腹痛等。

兼症：月经不调，痛经，或跌打损伤，血瘀青紫肿痛。

舌脉：舌淡，瘀斑，苔白，脉弦或涩。

【禁忌】①慢性腹泻者不宜。②感冒者不宜。③服药期间忌食辛辣刺激食物。

【典型病案】

1. 扁平疣案

张某，女，22岁。颜面部、双手背皮疹渐增多2年，加重3个月，2014年11月9日初诊。患者于两年前面部出现扁平深褐色皮疹，未在意，随后双手背也有类似皮疹。近3个月皮疹迅速增多，颜色较前加深，有瘙痒感，平素经前腹痛，色暗，有血块，大便干秘，2日1行。饮食，睡眠可。末次月经来时为2014年11月3日，经期5天。刻诊：两面颊、双手背散发深褐色扁平丘疹，大小不一，大如米粒，小如针尖，50～60个，舌质暗红，苔白，脉涩。中医诊断为扁瘊，证属桃红四物汤证，方用桃红四物汤活血化瘀，清热解毒。处方如下：桃仁10g，红花10g，熟地黄10g，当归10g，赤芍10g，白芍10g，川芎15g，夏枯草15g，马齿苋30g，板蓝根15g，生薏苡仁50g，14剂，每日1剂，水煎分服。2周后皮疹开始消退，疣体萎缩，部分脱落。5周后，疣体全部消退而愈。

2. 荨麻疹案

许某，女，35岁，海南省海口市某单位员工。2011年1月初诊。反复皮疹10年。患者全身荨麻疹已近10年，初为产后受风寒后身出痒疹，之后一直不愈，几乎每日均见发作，发则全身出红色风疹团，痒甚，用抗过敏药方能缓解。因知为过敏疾病，所以终年饮食及生活甚为谨慎，但亦因不能过正常生活而苦恼。

查体：其舌暗红可见少量瘀斑，苔白满布，脉见沉细。考虑瘀热内阻，脉络不和，属桃红四物汤证，治法：清热活血，方药：当归12g，赤芍15g，生地黄15g，丹皮12g，桃仁10g，红花9g，防风10g，地肤子30g，益母草30g，艾叶6g，甘草9g，7剂，日1剂，水煎服。

1周后复诊，称其服药3剂后，症状即明显减轻，能缓解三分之二，又坚持服药十余剂，春节后来诊，言其病情基本痊愈，过年"胡吃海塞"，也未见复发。

【按语】以上两案方简药精，多年痼疾短期即愈，关键在于辨证准确。无论患者手背暗褐色结节还是初产后多血虚、受风寒，血行不畅而瘀，邪入里化热，热结血瘀，导致瘀热内阻，脉络不和。用桃红四物汤皆取活血散瘀之意，案2去川芎加丹皮，因川芎虽能通周身血脉上行头目、下调经水、中开郁结，但其性味辛香走窜，不适于瘀热之证，故去之，而丹皮对瘀热尤为适用。益母草辛苦微寒，归肝、心、膀胱经，可活血化瘀，解毒，畅老对瘀热者常用此药。

3. 痤疮案

王某，女，38岁。2014年5月13日初诊。面部、前胸及后背红色丘疹夹脓反复发作3年，加重2个月。患者3年前无明显诱因上述部位出现散在红色丘疹，无明显不适，未看医生。随后渐增多，并出现少量夹肿，部分丘疹顶端有脓头，按"痤疮"经中西医治疗后好转，近2个月有加重趋势。末次月经来时在 4 月 28 日，经期 3 天。纳可，寐可，二便调。平素经期多错后，经血量少，血色暗紫，或行经时伴有少腹疼痛，脉细沉涩，舌质暗紫，苔白。刻诊：前胸、后背、面部见散在红色丘疹，少量夹脓，部分丘疹顶端有脓头，油腻感重，触痛明显，月经量少，经期错后，少腹疼痛，舌质暗，苔白，脉沉细弦。中医诊断为粉刺，证属桃红四物汤证，方用桃红四物汤加减，药如下：桃仁10g，红花 10g，当归 10g，赤芍 10g，生地黄 10g，川芎10g，益母草 15g，泽兰 10g，连翘 20g，野菊花 30g，蒲公英 20g，14 剂，每日 1 剂，水煎分服。

2014 年 5 月 28 日（2 周后）二诊，红色丘疹夹脓明显好转，触痛消失，油腻感减轻，现值经前，上方加川楝子、元胡继服 7 剂。

2014 年 5 月 8 日再诊时为月经第三天，此月月经推迟 4天，量较前增多，色暗好转，腹痛消失。以上方加减再服20 剂，皮疹消失，留有红印，偶有 1～2 个新皮疹。停服中药，平素注意勿食辛辣、油腻、油炸之品，保持良好心态以及足够睡眠。

4. 黄褐斑案

车某，女，33 岁。2013 年 3 月 24 日初诊。额部、两颧褐色斑片渐增多 5 年。5 年前患者无明显诱因于面部出现淡褐色斑片，渐发展至额头。查内分泌及性激素无异常，诊断为黄褐斑，经西医治疗无效，皮损颜色加重，有加重趋势，面积扩大。纳可，寐可，二便调。末次月经来时在2013 年 3 月 16 日，经期 3 天，月经量少，色暗，有血块，经期腹痛。故来我院求中医药治疗。刻诊：两颧、额头皮肤见深褐色斑片，边界不清，舌质暗，苔薄白，脉弦。中医诊断为"黧黑斑"，证属桃红四物汤证，方用桃红四物汤加减，药如下：桃仁15g，红花10g，当归10g，川芎10g，生地黄20g，桑白皮15g，桑叶10g，益母草15g，白僵蚕10g，香附15g，白附子5g，白芷10g，14剂，每日1剂，水煎分服。

2013年4月8日二诊，服药后未见明显不适，皮疹变化不大，但皮肤底色发亮，有光泽，再服14剂。

2013年4月23日三诊，额头、两颧色素已减。上方加土元10g，水蛭10g，继服14剂，色斑明显淡化。上方加减化裁再服2个月善后。

5. 老年皮肤瘙痒症案

赵某，男，67岁。2014年1月14日初诊。全身皮肤瘙痒3年，曾按"皮肤瘙痒症"口服抗组织胺药治疗，外用激素软膏，瘙痒时好时坏，反复发作。纳可，寐可，二便调。刻诊：全身皮肤干燥，脱白屑，瘙痒，抓痕血痂明显，以夜间脱衣睡觉时明显，难以入睡，恶风，手足凉，舌质紫黯，脉弦。中医诊断风瘙痒，证属桃红四物汤证，方用桃红四物汤加减，药如下：桃仁10g，红花10g，当归10g，牡丹皮15g，赤芍15g，熟地黄10g，全蝎6g，桂枝10g，荆芥10g，防风15g，白蒺藜15g，10剂，每日1剂，水煎分服。

2014年1月25日二诊，皮肤干燥缓解，脱屑减少，瘙痒可忍耐，抓痕血痂明显减少，前方加丹参15g，再服10剂。

2014年2月6日三诊，皮肤瘙痒消失，睡眠可，再服7

剂以巩固疗效。

【按语】桃红四物汤出自清代著名医家吴谦的《医宗金鉴》。本方由四物汤加桃仁、红花组成，有活血化瘀之功效，用于瘀血阻滞引起的月经不调、痛经、经色紫黯或有血块及跌打损伤、血瘀青紫、肿痛等症。方中四物汤养血活血，桃仁、红花活血化瘀，原方为妇科月经不调及跌打损伤而设，但后世广泛用于内外妇儿，此处我们收集、整理了一组畅老用桃红四物汤治疗皮肤病的验案，在皮肤疾患中凡见皮疹肥厚、紫癜，赘生物（结节、肿块、色素沉着）等，畅老皆视为血瘀之象，局部疼痛，固定不移，更为气滞血瘀，经络瘀阻之表现，均可使用桃红四物汤。本方为攻补兼施之剂，祛瘀不伤正，补血而不留邪，使气血调和畅通。

6. 颈椎骨折发热案

冯某，男，29 岁，工人。1996 年 10 月 12 日入院。患者于 1 小时前在工地施工时，被高处落下的石块击中头颈部而倒地昏迷，当即送入我院。经 CT 检查后，以 C_5 椎体骨折收住骨伤科。入院时面色苍白，神志不清。检查体温 36℃，心率 76 次/分，呼吸 19 次/分，血压 82.5/45mmHg。头顶部有 3cm×3cm 肿块，颈项下部（$C_{5\sim6}$ 椎体处）肿胀、畸形，心肺无异常，腹壁反射减弱，四肢无力，巴彬征及霍夫曼征阳性。经中西医结合全力抢救后，于 10 月 13 日神志清楚，但自脐以下部分失去知觉，体温升至 38℃，WBC $10.8×10^9$/L，N 0.80，C 0.20，Hb 105g/L。除继续降给低颅压、营养神经、改善脑细胞功能的药物外，又予以物理降温及抗感染治疗，选用青霉素、庆大霉素、妥布霉素、甲硝唑、氟哌酸及地塞米松等，经治10余天，体温仍波动于38℃～39.4℃之间。10月25日请畅达主任医师会诊。症见神志清楚，面色潮红，双下肢瘫痪，小便失控，大便秘结，6日未行，舌质红绛，苔少，脉数。查体温39℃，血压113/75mmHg，上肢肌力Ⅴ级，双下肢无痛觉及肌张力呈弛缓性，生理反射消失。病机为瘀血阻滞，热毒内蕴，阴血耗损，证属桃红四物汤证。治宜活血化瘀，解毒凉血，滋阴透热，佐以通腑。给予加味桃红四物汤。药用：当归20g，生地黄20g，赤芍15g，川芎10g，桃仁10g，红花10g，柴胡10g，丹皮30g，地骨皮30g，金银花30g，生大黄9g（后下），川牛膝15g，青蒿12g，4剂，日1剂，水煎服。

1996年10月29日复诊，患者服药期间体温降至37.5℃，但大便仍未行，停药1天后，体温又渐升至38℃，此腑气未通，血瘀热毒不得下泄尽除，仍宗前法化裁，药用：当归30g，丹皮30g，地骨皮30g，连翘30g，生地黄20g，水牛角20g，赤芍15g，柴胡15g，川牛膝15g，川芎10g，桃仁10g，红花10g，青蒿12g，生大黄12g（后下），药服1剂，大便1次，量多味臭，体温降至37.6℃，3剂尽，大便通调，体温正常。WBC 7.8×10⁹/L，N 0.72，C 0.28，Hb 115g/L，指标正常。余症继按前方案治疗。

7. 左胫腓骨粉碎性骨折术后发热案

管某，男，24岁，学生。1996年3月26日住院。患者于半年前因车祸致左胫腓骨开放性粉碎性骨折，经某院清创缝合和钢丝固定3个月后，骨折虽愈合，但左小腿远端及左足内旋内收畸形，不能行走，遂来就诊，以左胫腓骨陈旧性粉碎性骨折收住入院。于 1996 年 3 月 28 日行切开复位钢板内固定术及植骨术，自术后 2 日起，体温一直波动于 37.8℃ ~38.2℃ 之间，选用青霉素、氨苄青霉素、庆大霉素、红霉素、环丙沙星、甲硝唑、丁胺卡那及安痛定等抗菌消炎解热之品，体温无明显下降。4 月 8 日请畅达主任医师会诊。症见伤口血性渗出物较多，体温：38.2℃，发热以夜间为甚，大便质干，日行 1 次，舌质暗红，舌下静脉迂曲、增粗，舌心苔少，脉弦细数。WBC $4.9 \times 10^9/L$，N 0.61，C 0.39，Hb120g/L。病机瘀血阻滞，热毒内蕴，阴血不足。治宜活血化瘀，解毒凉血，滋阴透热。以桃红四物汤加减，药用：当归12g，柴胡12g，赤芍30g，蒲公英30g，生地黄15g，金银花15g，桃仁10g，红花10g，丹皮24g，地骨皮24g，生甘草9g，生大黄6g，5 剂，每日 1 剂，水煎服。

1996 年 4 月 11 日复诊，上药服后，体温降至 37.1℃，伤口血性分泌物明显减少，大便通调。仍宗前法化裁，药用：当归 12g，赤芍 30g，丹皮 30g，地骨皮 30g，蒲公英30g，川芎 10g，桃仁 10g，红花 10g，生地黄 15g，金银花15g，生甘草9g，连服 3 剂，日 1 剂，体温如常。

【按语】发热原因很多，主要因感染及炎症所致，骨伤之病亦不例外，故临证每遇发热，众医多投以抗菌消炎之品，而无效者不乏其例。畅达主任医师认为骨伤及其术后发热乃跌打血瘀，郁而化热，蕴而成毒，阴血受损所致。其证虚实互见，实为瘀血阻滞、热毒内蕴，虚为阴血受损不足。治疗一要活血逐瘀，使瘀血及瘀热下行而出；二要滋阴养血，既补不足，又除活血伤血之弊；三要凉血解毒，直清血分之热；

四要透热发散，使热从外解。如上述 2 案，以桃红四物汤活血化瘀，滋阴养血，消瘀不伤正，现代方剂、药理研究亦提示该方有显著抗炎作用，并能降低血管渗透性；加丹皮、地骨皮、青蒿能清血分之热，使血分虚实之热透发于外，其中丹皮尚可活血散瘀，现代药理研究证实三药均有显著退热作用；蒲公英、金银花、连翘及生甘草清热解毒，其中蒲公英、金银花被药理研究证明有良好的抗感染作用，防治术后感染效佳；柴胡透表解热，疗效肯定；大黄活血化瘀，泻热下行，与他药相伍，退热功著，为治骨伤顽固性发热之要药；水牛角清热凉血、解毒力强，血分毒盛，临证选加，如此配伍，则瘀化热消，功速效著。

三十五、苍耳子散证

【出处】《重订严氏济生方》。

【方药组成】苍耳子 15g，辛夷 7.5g（包），香白芷 30g，薄荷 1.5g。

【病机】风邪上攻，鼻窍不通。

【汤证脉症】

主症：鼻流浊涕不止。

兼症：或头痛，或前额痛，或耳胀痛，或遇风鼻流浊涕、反复发作，伴见腹痛、便溏或口干。

舌脉：舌淡红、脉浮数。

【禁忌】阴虚火旺者慎用。

【典型病案】

鼻渊案一

项某，男，40 岁，山西省运城人。间断鼻塞 3 年。

2010 年 9 月 8 日初诊。3 年来，每至秋季则鼻炎发作，每于清晨鼻塞不通，喷嚏连连，清涕不止，头晕不适，约入冬日则病情渐渐缓解，本次发作约 1 周，伴纳食不佳，微咳。舌淡苔白厚，脉沉缓。处方：黄芪 18g，防风 12g，苍耳子 9g，辛夷 6g（包），白芷 9g，细辛 3g，菖蒲 10g，神曲 10g，杏仁 6g，苍术 12g，佩兰 10g，上方服 7 剂，前述症状明显缓解，上方加荷叶 10g，益母草 15g。又进 7 剂，症情完全缓解。1 年后于 9 月初又依上方服 10 余剂，病情未再复发。

鼻渊案二

梁某，男，39 岁。鼻塞，流涕，5 年余。2007 年 3 月 25 日初诊。五年前初因外感未及时治疗，致鼻塞，流浊涕，伴头痛，反复发作，遇冷即易加重，经检查确诊为慢性鼻炎。近 2 周来病复发，现鼻塞，流浊涕，色略黄，口咽干燥。舌红少苔，脉细数。治法：宣肺清热，益气养阴。方药：苍耳子 9g，辛夷 6g（包），白芷 9g，荆芥 6g，防风 9g，黄芪 15g，沙参 12g，黄芩 9g，桑白皮 15g，芦根 15g，生甘草 9g，7 剂，日 1 剂，水煎服。

2007 年 4 月 1 日复诊，上述症状明显好转，因素有腰困，小便频数，上方加山茱萸 12g，覆盆子 10g，再复 7 剂。4 月 8 日再诊，鼻炎症状已展完全缓解，因少腹部不适，上方加川楝子 15g，橘核 10g。7 剂。2 个月后于 2007 年 6 月 17 日来诊，诉服前药后近 2 个月鼻炎一直未发，近因外感风寒，又复发作，病虽不重，但仍鼻塞，口干，舌红干涩，脉细数，乃处下方：辽沙参 12g，枸杞 10g，麦冬 6g，生地黄 12g，鹅不食草 15g，苍耳子 9g，辛夷 6g（包），白芷 9g，防风 9g，芦根 15g，生甘草 9g，党参 10g，神曲 10g，服 7

剂后症状基本消失，为巩固疗效，又进 7 剂告愈。之后多次随访未再复发。

鼻渊案三

姚某，女，40 岁，山西省运城人。前额闷痛 4 年，加重 2 个月。1997 年 6 月 6 日初诊。患者平素性格易生气，4 年来前额闷痛，2 个月前感冒后加重，伴头皮、双肩有热感向外散发，咽干，夜晚休息时鼻窍不通。舌暗红，苔薄黄，脉沉弦。治法：疏风清热，和解少阳。方药：柴胡 9g，黄芩 12g，半夏 6g，川芎 9g，生石膏 20g，苍耳子 10g，辛夷 9g（包），白芷 9g，菊花 15g，白蒺藜 20g，栀子 9g，芦根 15g，4 剂，水煎服。1997 年 6 月 10 日复诊，药后头痛症除，但仍觉憋闷，鼻腔干燥，舌暗红，苔稍厚腻，脉沉弦，上方加蒲公英 25g，沙参 12g，以增强清热养阴之功。

【按语】《重订严氏济生方》苍耳散，方药组成如上，以治疗风邪上攻、鼻窍不通而发的鼻渊为主；《证治宝鉴·卷十》也有苍耳子散，方以苍耳、薄荷、白芷、细辛、南星、半夏、酒芩、荆芥组成，治疗痰浊上逆而出现的鼻渊。《医方集解》指出"凡头面之疾，皆由清阳不升，浊阴逆上所致"，对痰浊为因的鼻渊，选《证治宝鉴》苍耳子散为好。畅老治疗鼻渊选方较多的还是《济生方》中苍耳子散，临证时若因卫表不固，风邪上扰，与玉屏风散合方运用；若遇肝脾不调，气机失畅则每与小柴胡合方；对于因肺胃阴虚、津液不布、失于濡养而见鼻渊常作，又当用益胃汤与苍耳子散合方；对于久病及肾、肾精亏虚、摄纳不固，又与补肾纳气方套用苍耳子散，每每均有临床疗效。

三十六、镇肝熄风汤证

【出处】《医学衷中参西录》。

【方药组成】怀牛膝 30g，生赭石 30g，生龙骨 15g，生牡蛎 15g，生龟板 15g，生杭芍 15g，玄参 15g，天冬 15g，川楝子 6g，生麦芽 6g，茵陈 6g，甘草 4.5g。

【病机】肝肾阴亏，肝阳上亢，气血逆乱。

【汤证脉症】

主症：头目眩晕，脑中热痛，目胀耳鸣，面色如醉。

兼症：心中烦热，时常噫气，或肢体渐觉不利，口眼渐歪斜；或眩晕颠仆，昏不知人，移时始醒，或醒后不能复原，精神短少。

舌脉：舌质红，苔薄白或少苔，脉弦长有力。

【禁忌】①风邪上犯头目所致头痛、眩晕者不宜用。②风邪夹痰阻于头面经络，引起口眼歪斜者不宜用。③风与痰湿、瘀血阻络，引起手足麻木、屈伸不利者不宜用。

【典型病案】

眩晕案

杨某，男，36 岁，山西省万荣县汉薛镇人。1998 年 3 月 16 日初诊。间断性眩晕半年，近 10 天来突然加重，眩晕伴见头痛、口干、恶心，自觉有恐惧感，心悸烦躁，颜面潮红，其父有高血压病史，自己半年前曾发现血压升高，130/100mmHg，经当地医生指导服用心痛定降压来控制，未能稳定，舌红苔黄，脉弦有力。分析：患者眩晕、恶心、头痛、面红、舌红、脉弦长有力符合镇肝熄风汤证辨证要点，病机为肝肾阴虚，肝阳上亢的镇肝熄风汤证，治宜滋阴潜阳，处方：白芍 30g，天冬 10g，生地黄 15g，元参 15g，代赭石 60g，石决明 30g，川牛膝 15g，生龙骨 15g（先煎），夏枯草 30g，制半夏 9g，3 剂，日 1 剂，水煎服。

1998 年 3 月 18 日复诊，头痛、恶心症状消失，但仍头晕、头闷、大便干秘，舌暗红，苔黄满布，脉弦，于上方加槐米 10g，生石膏 20g。1998 年 3 月 20 日再诊，头眩晕显著好转，血压 120/85mmHg，诉注意力难以集中，遇热心烦发作，继服上方 7 剂。

【按语】镇肝熄风汤是张锡纯为治疗肝肾阴虚、肝阳上亢而出现眩晕、面赤如醉、目胀耳鸣、心烦不适而设的滋肝肾、潜阳亢的要方，本方证为标本兼治、治标为主的方证，磁石、龟板、生龙骨、生牡蛎的运用非常重要。与之关联的是张锡纯在《医学衷中参西录》里还创立了建瓴汤，就其病机来讲，同属肝肾不足，建瓴汤以神明被扰为主，除头目眩晕、耳鸣目胀外，心悸健忘、失眠多梦为特点，畅老将此两个方证并类处理，临床要求注意区分对心悸、失眠的诊疗，机理相同但表现各异，临床时掌握镇肝熄风汤证较为容易而临床上细细区别镇肝熄风汤与建瓴汤方证又有不同。张锡纯先有建瓴汤，后制镇肝熄风汤，两方终属同类方药。该例患者肝阳上冲时夹有胃气上逆，畅老以法半夏、夏枯草配入，平肝阳而和胃气，疗效满意。

三十七、桑菊饮证

【出处】《温病条辨》。

【方药组成】桑叶 15g，菊花 6g，杏仁 12g，连翘 10g，薄荷 5g，桔梗 12g，甘草 5g，芦根 6g。

【病机】外感风热，邪在肺卫。

【汤证脉症】

主症：咳嗽，身热不甚。

兼症：口微渴。

舌脉：舌苔薄白，脉浮数。

【禁忌】若风寒感冒，不宜使用。

【典型病案】

赵某，男，74岁，山西省左权县人。主因"咳嗽20天"于2003年12月28日初诊。患者20天前感冒后出现咳嗽，咳少许黄黏痰，不易咳出，伴气短、胸闷，时身热，口咽鼻干涩，不欲饮水，纳少不饥，便时干，既往有陈旧性心梗、前列腺肥大、脑动脉硬化病史。舌深红，无苔，脉细濡。西医诊断：感冒后咳嗽，中医诊断：咳嗽。病机属胃阴不足，风热未尽，治法：养胃阴，散风热，方药：桑菊饮加味：桑叶12g，菊花15g，桔梗6g，苦杏仁8g，连翘12g，芦根18g，薏米12g，桃仁3g，玉竹12g，生地黄12g，麦冬12g，神曲10g，3剂，日1剂，水煎服。

2003年12月30日复诊，咳嗽、胸闷、咽干、气短、吐痰均有所缓解，仍咳痰不利，纳少不香，舌深红，无苔，上方加莱菔子9g，蝉衣6g以加强降气化痰，疏散风热之力，3剂水煎继服。

2004年1月15日再诊，前述症状基本缓解，近10余天口干涩，食不知味，小便频数而有异味，大便偏干，舌绛无苔，脉细弦，调整用药如下：生地黄15g，木通9g，生甘草9g，竹叶12g，沙参12g，黄连6g，陈皮12g，石斛9g，4剂后来诊，诸症明显减轻，畅老予六味地黄丸善后。

【按语】桑菊饮出自《温病条辨》，临证时咳嗽，口干，身热，舌红苔少或微黄，脉细为辨证要点，本案患者以干咳、痰少为主症，舌红苔少，脉细符合桑菊饮汤证，其病机为素体阴虚有热，感受风热邪气，表证轻，而以肺气失宣为主，故用此方加减治疗获满意疗效。临床运用时应注意与桑杏汤证、银翘散证、止嗽散证的鉴别，上述三方证虽均可见咳嗽症状，但桑杏汤证临床无表证，其病机为温燥外袭，肺津受灼，银翘散之咳嗽较轻，而以发热、恶寒，咽痛，口干为诸症，止嗽散系风邪犯肺，临床以咽痒咳嗽、恶风、脉浮缓为辨证要点，畅老强调在使用本方时若咳嗽，痰稠，咳痰不爽可加瓜蒌、贝母、天花粉化痰生津止咳，若咽痛甚者加山豆根、射干利咽化痰，若咳痰夹血，可加白茅根、藕节、丹皮清热活血止血。

三十八、黄连温胆汤证

【出处】《六因条辨·卷上》。

【方药组成】川连 6g，竹茹 12g，枳实 6g，半夏 6g，橘红 6g，甘草 3g，生姜 6g，茯苓 10g。

【病机】痰热内阻，胆胃不和。

【汤证脉症】

主症：烦闷欲呕。

兼症：伤暑汗出，身不大热。

舌脉：舌红，苔黄腻，脉滑。

【禁忌】脾胃虚寒者慎用。

【典型病案】

郁病案

崔某，男，35 岁，商人。1999 年 4 月 2 日初诊。因自卑、胆怯伴烦急失眠 5 年不愈而就诊。患者 5 年前因经商失利，怒忧想加而病，曾以"情感性精神病"采用西药调治，效果不著。现症：自卑，胆怯，神情不安，心中懊恼，心烦急躁，心悸耳鸣，咽中痰梗，口干苦黏，失眠多梦，每晚服氯氮平 4 片方可入睡，舌红苔白，脉滑缓。辨证属胆虚痰火上扰之卑怯病，治宜清化痰热，扶胆安神，方用黄连温胆汤加减：黄连 9g，陈皮 12g，半夏 9g，云苓 12g，枳实 12g，竹茹 9g，合欢皮 20g，远志 9g，生龙骨 30g（先煎），生牡蛎 30g（先煎），珍珠母 30g（先煎），5 剂，每日 1 剂，水煎服，晚上临睡前服头煎，次晨服 2 煎。

1999 年 4 月 9 日二诊，药后胆怯减半，神情稍安，心悸，耳鸣，口黏悉愈，继服 5 剂。

1999 年 4 月 14 日三诊，药后诸症明显缓解，已可在商店站立 1 小时，尚有失眠难寐，上方加枣仁 30g（捣），7 剂继服。

1999 年 6 月 14 日随访，患者情绪平稳，神情自如，夜晚独守商店而不胆怯，尚寐浅易醒，嘱服安神定志丸以巩固疗效。

【按语】本例患者商事败北，怒忧相加，怒伤肝，肝失疏泄，气机逆乱，则胆腑失用而胆虚胆怯；忧伤肺，肺气抑郁，意志消沉而自卑；肝肺受伤，气机不调，津液凝聚，痰湿内生，痰、湿、气久积化热，上扰心神，形成卑怯。故畅老选黄连温胆汤，使湿祛痰化，热清神安，胆气得复，肺气得益，虽 5 年难愈之痼疾，服药仅半月即霍然而愈。

三十九、温胆汤证

【出处】《集验方》。

【方药组成】半夏 6g，竹茹 6g，枳实 6g，陈皮 9g，甘草 3g，茯苓 5g，生姜 5 片，大枣 1 枚。

【病机】胆胃失和，痰热内扰。

【汤证脉症】

主症：虚烦不眠，或呕吐呃逆，或惊悸不宁，或癫痫。

兼症：口苦，或脘腹胀满，饮食不振。

舌脉：舌红、苔白腻，或舌淡红、苔黄腻，脉弦滑或数。

【禁忌】阴虚者慎用。

【典型病案】

1. 眩晕案

任某，女，44 岁，山西省运城市盐湖区人。因"反复头晕、恶心 1 个月余"于 2001 年 12 月 28 日初诊，症见头晕、恶心时作，恶心严重时四肢痿软无力，嗳气，呃逆，食欲不佳，食后腹胀，睡眠差，入睡困难，多梦，自觉每天下午有气从小腹向上攻窜，烘热微汗，舌淡红，苔黏腻黄染，脉滑数。血压 160/110mmHg。辨属温胆汤证，治以清化痰热，平冲降逆，方用：半夏 9g，陈皮 15g，云茯苓 30g，甘草 6g，胆南星 6g，竹茹 12g，枳实 10g，香附 9g，菊花 12g，夏枯草 12g，草决明 12g，珍珠母 30g（先煎），天麻 10g，怀牛膝 15g，生代赭石 10g（先煎），7 剂，日 1 剂，水煎至 400mL，早晚分服。

2002年1月4日再诊，头晕、气上冲、烘热汗出均消失，恶心显减，纳增，失眠难寐，嗜卧不得眠，梦多，血压145/90mmHg，上方加栀子9g，生龙骨、生牡蛎各30g增强清热重镇安神之效，7剂后来电告知头晕、恶心未再复发，睡眠也较前大好。

【按语】患者以呕恶、纳差、不寐为主，为温胆汤证的主症，方选温胆汤，是汤方辨证抓主症选方药的典型案例，究其病机当为胆虚胃气失和，痰热内扰，肝胆互为表里，胆亦主全身气机，胆虚则气机紊乱，痰气互结，故方中半夏与陈皮燥湿化痰，茯苓与甘草健脾益气，竹茹与枳实清热化痰，痰去脾健则气机通畅，疾病乃愈。临证畅老强调与橘皮竹茹汤证、蒿芩清胆汤证等方证的鉴别，若伴有血压偏高，常加入菊花、夏枯草、天麻、钩藤等药物，以其病证与病理相结合获得满意疗效。

2. 不寐案

李某，女，56岁，山西省运城市临猗县人。主因失眠、梦多10余年，加重半月，于2013年5月24日初诊。患者10年来睡眠差，常入睡困难，易醒，梦多，头闷，心胸烦热，阵发性咳嗽，咳白痰。舌质红，苔白厚，右脉沉细，左缓滑。西医诊断为"植物神经功能紊乱"，来诊见患者面红、失眠、梦多、烦躁、头闷、舌红、苔白腻，畅老处以黄连温胆汤加减治疗。处方：陈皮10g，茯神20g，半夏10g，竹茹10g，川连6g，合欢花15g，夜交藤15g，紫贝齿30g（先煎），栀子10g，淡豆豉10g，枳实15g，7剂，日1剂，水煎服。

2013年5月31日再诊，诉服药后睡眠明显改善，白天、夜间均容易入睡，但近日仍咳嗽，痰多，偶有喘息，舌脉同前，上方加莱菔子15g，地龙10g降气化痰，7剂，水煎服。后未来诊，电话咨询家属，诉已愈。

【按语】患者长期情志不畅，精神抑郁，气机失调，津液失布，凝聚成痰，胆郁痰扰，神明失守，则失眠多梦、烦悸，舌质红，苔白厚，右脉沉细，左缓滑，选用温胆汤。畅老临证时若烦躁、口苦甚者常加栀子豉汤或黄连，失眠著者常加菖蒲、远志、夜交藤，心悸显著者加琥珀、生龙齿。

3. 心悸案

李某，男，63岁，盐湖区盐化局职工。主因"发作性心悸心烦4个月余"于1997年6月6日初诊。4个月前因生气后夜间突发心慌、汗出、恐惧不安，遂在盐化医院诊为"植物神经功能紊乱"，经治疗，效不佳。之后又在我院予以多虑平、阿普唑仑、静滴丹参液及柴胡加龙骨牡蛎汤治疗，病情亦无明显变化。遂求诊于畅老，来诊时见患者精神抑郁，多疑善愁，时有濒死感，心下悸动时作，烦躁不安，难入睡，心虚胆怯，全身麻木。舌红，苔黄厚、少津，舌下静脉迂曲增粗，色青紫，脉沉弦。畅老处以黄连温胆汤合甘麦大枣汤加味，处方：黄连9g，竹茹10g，枳实12g，半夏9g，茯苓15g，陈皮12g，甘草10g，小麦30g，大枣3枚，菖蒲9g，郁金15g，胆南星9g，合欢皮15g，5剂，日1剂，水煎服。

1997年6月11日二诊，药后夜眠改善，烦躁、麻木减轻，未再诉有濒死感，但心下悸动时作，舌红，苔黄厚，脉沉弦。上方加丹参30g，生龙骨、生牡蛎各30g（先煎），以增强活血化瘀、重镇安神之效。4剂，水煎继服。

1997年6月15日三诊，诸症明显缓解，望诊无抑郁表情，舌偏红，苔稍黄、略厚，脉沉弦。上方黄连减至6g，7剂，水煎服，隔日1剂善后。1997年6月25日来诊见患者精神抖擞，面带笑容，与常人无异。

【按语】唐代孙思邈的《备急千金要方》中有关温胆汤记载："大病后，虚烦不得眠，此胆寒故也。"南宋陈无择的《三因极一病证方论·卷十》载："治心胆虚怯，触事易惊，或梦寐不祥，或异象惑，遂致心惊胆慑，气郁生涎，涎与气搏，变生诸证，或短气悸乏，或复自汗，四肢浮肿，饮食无味，心虚烦闷，坐卧不安。"概为括之，温胆汤证的主症为：虚烦不眠，或呕吐呃逆，或惊悸不宁，或癫痫。其病机为胆胃失和，痰热内扰，临证时主要抓住主症及内在的病机，即可灵活掌握温胆汤证。畅老在临证时多用此方治疗植物神经功能紊乱、精神分裂症、癫痫、梅尼埃病、胃炎等多种疾病。尤其在治疗癫痫时多加胆南星、钩藤、白矾豁痰开窍止痉，若抽搐频作者加用全蝎、蜈蚣祛风活血止痉。

四十、小陷胸汤证

【出处】《伤寒论》。

【方药组成】黄连10g，半夏15g，瓜蒌30g。

【病机】痰热互结，阻于心下。

【汤证脉症】

主症：心下痞闷，按之疼痛，或咳痰黄稠。

兼症：恶心，呕吐，或大便秘结。

舌脉：舌苔黄腻，脉浮滑或数。

【禁忌】虽见心下痞闷、按之疼痛之症，但舌淡、苔白腻，脉滑或弦滑者忌用。

【典型病案】

消渴病案

王某，男，45岁。2014年10月5日初诊，主诉：发现血糖升高1年。1年前发现血糖升高，当时未予重视及系统检查。昨日在我院门诊查空腹血糖7.8mmol/L、糖化血红蛋白7%。发病来肢体无麻木、凉、痛感，尿中无泡沫，无视物模糊。既往高血压病史5年。最高血压160/100mmHg，现症见：头闷，无明显口干，纳眠可，大便调，舌暗红，苔黄腻，脉沉滑。证属小陷胸汤证，方用小陷胸汤合半夏白术天麻汤加减清热化痰，健脾祛湿，活血通络配合降糖药物口服。中药处方如下：瓜蒌15g，半夏12g，黄连10g，枳实10g，白术15g，天麻10g，钩藤12g，夏枯草15g，槐米15g，桃仁10g，红花6g，菖蒲15g，郁金15g，陈皮12g，当归10g，赤芍12g，7剂，日1剂，水煎服，服用3剂后头闷消失，纳眠可，大便调，舌质暗好转，舌苔变薄，热象好转，中药守上方，黄连减至6g，桃仁减至6g，再服3剂后症状继续好转，舌淡红，苔薄黄，脉滑。再服5剂巩固疗效。

【按语】《伤寒论》："小结胸病，正在心下，按之则痛，脉浮滑数者，小陷胸汤主之。"原方主治伤寒表证误下，邪热内陷，与痰浊结于心下的小结胸病。临床中选用小陷胸汤加味治疗消渴病属痰热内阻者常取得良好疗效。《素问》中有关于消渴的论述："此肥美之所发也，此人必数食甘美而多肥也，肥者令人内热，甘者令人中满，故其气上溢，转为消渴。"现代生活中过食肥甘厚味、辛辣之人较多，损伤脾胃，积热内蕴而致发病。故选用此方清热化痰，同时选用菖蒲、郁金化痰，陈皮理气燥湿，因患者同时合并高血压，合用白术、天麻、钩藤、夏枯草、槐米平肝息风，桃仁、红花、当归、赤芍活血通络。

四十一、苓桂术甘汤证

【出处】《伤寒论》。

【方药组成】茯苓12g，桂枝9g，白术6g，炙甘草6g。

【病机】脾胃阳虚，饮停心下。

【汤证脉症】

主症：心下逆满，气上冲胸，头目眩晕，身为振振摇。

兼症：短气，心悸、咳喘，呕吐清水、痰涎。

舌脉：舌质淡，苔白滑，脉沉紧或弦滑。

【禁忌】阴虚津亏者慎用。

【典型病案】

1. 水肿案

张某，女，55岁，山西省运城市百货大楼职工。1998年4月8日初诊。颜面及双下肢浮肿半年。患者自半年前无明显诱因出现下肢浮肿，颜面虚浮，两腓肠肌拘急而痛，有紧绷感，纳差，伴腹胀，无腹痛，大便泄，矢气频，曾在地区人民医院就诊，疑为"特发性浮肿"。证属苓桂术甘汤证，药用：桂枝15g，茯苓30g，白术12g，防己10g，木瓜15g，木香6g，香附10g，陈皮15g，泽兰15g，益母草30g，车前子15g（包煎），川牛膝15g，鸡血藤30g，5剂，日 1 剂，水煎服。

1998 年 4 月 13 日复诊，上症均减轻，自觉胃中发凉，午后心中烦急，疲乏，口中干涩，B 超提示轻度脂肪肝，舌淡，苔薄白，脉弦滑。上方加法半夏 9g，砂仁 6g，以增强温中散寒之力，4 剂，水煎服。

1998 年 4 月 17 日复诊，药后浮肿明显消退，纳食佳，现无胃中发凉，无烦急，口中微干涩，上方继服 4 剂。

2. 心悸案

张某，男，38 岁，山西省运城市北郊居民。1998 年 12 月 7 日初诊。心悸气短时作 23 年。现心悸，浮肿，气短，曾行各项相关检查提示"风湿性心脏病"，二尖瓣关闭不全，证属苓桂术甘汤证，药用：茯苓 30g，桂枝 12g，白术 12g，炙甘草 9g，白芍 12g，生龙骨、生牡蛎各 30g（先煎），丹参 30g，泽兰 12g，陈皮 15g，党参 12g，车前子 15g（包煎），麦冬 10g，五味子 9g，生姜 3 片，4 剂，日 1 剂，水煎服。

1998 年 12 月 11 日复诊，药后心悸减轻，浮肿消除，现咳嗽气短，咯痰色白、易咯，舌偏暗红，苔略厚腻，黄染，脉细滑、不齐。上方加杏仁 9g，川贝 10g，桑白皮 12g。5 剂，水煎服。

1998 年 12 月 16 日复诊，近日咳嗽减轻，仍心悸不适，1998 年 12 月 7 日方中党参加至 20g，山茱萸 15g。5 剂，水煎服。

1998 年 12 月 25 日复诊，近期诸症好转，因感冒又反复，上方加板蓝根 15g，5 剂，日 1 剂，水煎服。

1999 年 1 月 6 日复诊，近期病情平稳，心悸基本消除，舌淡红，苔白，脉细滑。拟方如下：党参 15g，麦冬 10g，五味子 9g，桂枝 12g，白芍 12g，黄芪 15g，防风 10g，白术 10g，山茱萸 30g，芦根 30g，5 剂，日 1 剂，水煎服。

1999 年 1 月 11 日复诊，病情稳定，现无特殊不适。舌淡红，苔白，上方加丹参 15g，苦参 15g，7 剂，日 1 剂，水煎服。

3. 怔忡案

郑某，女，33 岁，山西省运城安邑人。心悸、怔忡伴晨起双手及眼睑浮肿时作 2 年。1998 年 1 月 5 日初诊。患者 2 年前无明显诱因出现心悸、怔忡，晨起眼睑及双手浮肿，夜寐梦多，近 2 年来，夜间不时心悸、胸憋而醒，曾做心电图、尿常规未见异常，带下色白、量多，无臭味。查体：心肺（-）。舌淡暗，苔薄白润，脉缓滑。辨证属苓桂术甘汤证，治法：通阳益气，活血利水，宁心安神，方药苓桂术甘汤加味：茯苓 30g，桂枝 12g，白术 10g，炙甘草 9g，生龙骨 30g（先煎），生牡蛎 30g（先煎），夜交藤 15g，泽兰 15g，益母草 30g，4 剂，日 1 剂，水煎服。

1998 年 1 月 9 日二诊，服药期间，夜间心悸、胸闷发作 1 次，晨起浮肿减轻，舌暗淡，苔薄白，脉缓滑，上方桂枝加至 15g。3 剂水煎服。

1998 年 1 月 12 日三诊，药后夜间心悸、胸闷未作，晨起眼睑及双手基本不肿，舌暗淡，苔薄白，脉缓滑。继遣 7 剂，水煎服。

4. 咳嗽案

王某，女，60 岁，山西省运城工商局干部。反复咳嗽 30 年，伴周身浮肿 1 个月。1998 年 1 月 16 日初诊。患者 30 年来每至冬季咳嗽、咯痰，痰色白、质稀难咯，近 1 个月无明显诱因出现周身浮肿，曾在中心医院查心电图、尿常规未见异常，现时伴心悸，胸前区憋闷时作，每次持续10分钟自行缓解，夜间不能平卧，面目虚浮。舌淡暗，苔薄白，脉沉弱。查体：双下肢轻度凹陷性水肿。证属苓桂术甘汤证，药用：茯苓24g，桂枝10g，白术10g，炙甘草6g，沙参15g，麦冬10g，五味子6g，丹参30g，泽兰20g，益母草30g，枳壳12g，3剂，日1剂，水煎服。

1998年1月19日复诊，周身浮肿明显减轻，但仍有痰难咯，晨起阵发咳嗽，大便干结，2～3天1次，上方加瓜蒌15g，莱菔子10g，以化痰宽胸、调肠通便。4剂，水煎服。

1998年1月24日复诊，近日大便通畅，痰量减少，胸痛未作，浮肿消退，舌偏红，苔薄白，脉沉弱。上方加鱼腥草20g，3剂，日1剂，水煎服。

【按语】畅达老师临床擅用本汤证治疗水肿、心悸病。相对于"短气，心悸、咳喘，呕吐清水痰涎"的苓桂术甘汤证兼症，"心下逆满，气上冲胸，头目眩晕，身为振振摇"苓桂术甘汤证主症在临床上反而少见。浮肿一症在《伤寒论》苓桂术甘汤条中未提及，但它是后世苓桂术甘汤证使用的又一重要指征，分析根本原因还是把握苓桂术甘汤的病机：水饮内停。兼症同样能够反映病机及变化，正如《金匮要略·痰饮咳嗽病脉证并治第十二》云"水停心下，甚者则悸"。兼症加典型的舌脉同样是汤方应用的重要指征。"病痰饮者当以温药和之"，用苓桂术甘汤温阳化饮。临床具体应用中，心悸重者加龙骨、牡蛎、夜交藤重镇安神，血不利则为水，水肿重者加泽兰、益母草、车前子、丹参活血利水，气虚明显者加黄芪、五味子、麦冬、党参、沙参等益气，该汤证临床也常用于治疗慢性支气管炎、支气管哮喘、心源性水肿、慢性肾小球肾炎水肿、梅尼埃病、神经官能症等属水饮停于中焦者。

四十二、藿香正气散证

【出处】《太平惠民和剂局方》。

【方药组成】藿香 15g，紫苏 9g，白芷 9g，半夏曲 12g，陈皮 12g，白术 12g，茯苓 9g，厚朴 9g，大腹皮 9g，桔梗 9g，炙甘草 10g。

【病机】外感风寒，内伤湿滞。

【汤证脉症】

主症：恶寒发热、呕吐、腹泻。

兼症：头痛，脘闷食少，恶心，欲吐，腹胀，腹痛；霍乱，吐泻。

舌脉：舌苔白腻，脉浮或濡。

【禁忌】①素体阴虚津亏禁用本方。②病后体弱者慎用本方。③孕妇水肿者慎用本方。

【典型病案】

邵某，女，32 岁。因腹泻 5 天于 1998 年 8 月 18 日初诊。患者 5 天前因不明原因出现腹泻。初发病时伴有低热，呕吐，自服抗生素和止泻药物后发热止，呕吐减少，但每天仍泻下 5～6 次，质清稀，无后重感，脘腹痞满，无食欲，腹微胀，舌苔白厚腐，脉濡数。分析初秋季节，外感风寒，内伤湿滞，发热，呕吐，腹泻，舌苔厚腻，脉濡数。辨证属藿香正气散证。处方：藿香 10g，大腹皮 15g，紫苏

10g，陈皮 15g，半夏曲 12g，茯苓 15g，厚朴 10g，白芷 10g，炒白术 10g，麦芽 10g，白扁豆 30g，服上方 2 剂，腹泻止，恶心除，饮食开，腹胀止。

【按语】1998 年，初秋季节，暑热未退而阴雨连绵，湿浊并升，贪凉者易外感风寒，内伤湿浊，此年时疫腹泻，畅老门诊嘱药房制藿香正气散 600 余剂，门诊治愈 300 余人次腹泻。大多数患者用药 2 剂便愈。

四十三、三仁汤证

【出处】《温病条辨》。

【方药组成】杏仁 15g，半夏 15g，飞滑石 18g，生薏苡仁 18g，白通草 6g，白蔻仁 6g，竹叶 6g，厚朴 6g。

【病机】湿温初起，卫气同病，湿重于热。

【汤证脉症】

主症：恶寒头痛，胸闷不饥。

兼症：身热不扬，身重疼痛，面色淡黄，口渴不欲饮水。

舌脉：舌苔白腻，脉弦细而滑。

【禁忌】①阴虚津亏者禁用本方。②本方以治疗湿多热少证为主，热重于湿者不宜应用。

【典型病案】

1. 发热案

庄某，男，32 岁。因反复发热 20 天于 2011 年 7 月 9 日初诊。患者 20 天前开始出现咽痛、发热，体温 38℃，伴恶寒、纳差，全身酸痛，尤以腰部为甚，自服百服宁、利君沙、头孢拉定后体温可降至 37℃，其后，因吹空调体温时有反复，最高达 39℃，伴微畏寒，神疲乏力，纳差，全身酸痛，口干，口苦，欲饮水，大便秘结，小便黄短，舌红，苔黄腻，脉弦滑数。体格检查：咽充血（＋），扁桃体Ⅰ度肿大，余阴性。证属三仁汤证，治宜辛凉解表，清热利湿解毒，处方如下：杏仁 12g，薏苡仁 30g，白蔻仁 6g（后下），川朴 15g，黄连 12g，黄芩 15g，香薷 12g（后下），滑石 30g（包煎），金银花 15g，芦根 15g，生石膏 30g，甘草 6g，5 剂，日 1 剂，水煎分服。

2011 年 7 月 14 日复诊，服用 5 剂后精神好转，无发热、恶寒，胃纳好转，大便 1 日 3 次，质稀，小便量少，舌红，苔黄腻，脉弦滑。发热已退，但湿热之邪尚未去除，改为清宣之品，一方面清余邪，一方面避免伤正。

2. 药物性肝炎

王某，男，53 岁。疲乏、纳差半个月，加重 5 天，2010 年 10 月 1 日初诊，患"溃疡性结肠炎"两个月，一直服用柳氮磺胺吡啶及灭滴灵，服药前肝功能正常，半月来，自觉疲乏、纳差，近 5 天，上述症状加重，伴体重减轻约 4kg，纳差，眠差，口干多饮，大便尚可，小便黄，舌暗红，苔微黄腻，脉弦滑。查体：精神疲倦，巩膜及全身皮肤未见黄染，肝脾肋下未触及。肝功：ALT 1897IU，AST 1153IU。证属三仁汤证，治法清热利湿健脾，处方如下：薏苡仁 20g，白蔻仁 6g（后下），茵陈 15g，布渣叶 15g，鸡内金 15g，黄连 12g，黄芩 15g，白术 15g，茯苓 15g，淡竹叶 15g，法半夏 12g，服用 3 剂后精神好转，口干不明显，无口苦，纳眠可，大便可，小便略黄，舌暗红，苔微黄，脉弦滑。复查肝功：ALT 638IU，AST 254IU。原方加鸡骨草 30g，溪黄草 30g。再服 3 剂后精神进一步好转，无口干，小便微黄，舌暗红，苔微黄，脉弦。复查肝功：ALT 169IU，AST 52IU。上方再次服用 3 剂后，复诊，精神好转，小便微黄，舌淡红，苔薄白，脉弦。给予茵陈五苓散加减：茵陈 15g，云苓 30g，猪苓 15g，泽泻 15g，服用 7 剂后患者无不适，肝功能基本正常。

【按语】三仁汤出自《温病条辨》上焦篇湿温一节，为外感湿温邪气，湿邪弥漫三焦的常用方。湿温的病因，吴瑭认为是"长夏初秋，湿中生热，即暑病偏于湿者也"。其发病每与内湿有关，薛生白曾说："太阴内伤，湿饮停聚，客邪再至，内外相引，故病湿热。"湿为胶滞阴邪，再加柔润阴药，两阴相合，遂有锢结而不解之势。唯以芳香苦辛，轻宣淡渗之法，宣畅气机，清利湿热为宜。原方药用辛开苦降淡渗以宣上、畅中、渗下，使湿热之邪从三焦分消，调畅三焦气机。体现了"分消走泄"的治法。发热案中患者暑天感受风寒，入里化热，湿热之邪相合，故选用三仁汤清热利湿，然本病人热重于湿，故加用清热之力较强的生石膏、金银花、黄芩、黄连等药物。药物性肝损伤案中，病人虽无外感，但湿邪弥漫，并有化热之机，选用三仁汤的祛湿之力，解决了问题，体现出三仁汤的作用并不仅仅局限于外感温病，很多湿邪为患、病位广泛、湿热交织以湿邪为主的疾病，都可以考虑选用三仁汤加减治疗。

四十四、柴平煎证

【出处】《景岳全书》。

【方药组成】柴胡 12g，黄芩 9g，半夏 9g，厚朴 9g，陈皮 9g，生姜 9g，苍术 15g，甘草 5g，大枣 4 枚。

【病机】少阳枢机不利，湿浊阻滞脾胃。

【汤证脉症】

主症：寒多热少，脘腹胀满，脾胃湿盛。

兼症：手足沉重。

舌脉：舌质淡，苔白，脉濡缓。

【禁忌】阴虚火旺者禁用。

胁痛案

李某，男，78 岁，山西省运城市闻喜县人。因右胁下胀痛半个月于 2013 年 5 月 3 日初诊。患者半月来无明显诱因见食欲不佳，烦躁，恶心，二便正常，近期曾做系统检查，未见异常。查舌暗红，苔白，脉弦。辨证属柴平煎证，治法：疏肝理气、燥湿健脾。处方：柴胡 9g，黄芩 10g，半夏 10g，香附 10g，郁金 12g，苍术 12g，陈皮 15g，厚朴 15g，鸡内金 10g，焦三仙各 10g，大腹皮 12g，莱菔子 10g，7 剂，日 1 剂，水煎，分两次服。

2013 年 5 月 20 日复诊，诉药后症状明显减轻，现无特殊不适。舌脉同前，上方加竹茹 10g，佩兰 10g，7 剂水煎继服。

【按语】柴平煎见于《景岳全书》，原方用于治湿疟，证见一身尽痛，手足沉重，寒多热少，脉濡。功可和解少阳，祛湿和胃。临床上如果能够见到少阳枢机不利的小柴胡汤证的表现（如胸胁苦满，默默不欲饮食，心烦喜呕等），又能见到湿滞脾胃的平胃散证的表现（如脘腹胀满、不思饮食、口淡乏味、恶心呕吐、嗳气吞酸、肢体沉重等）可合而用之，即柴平煎。香附、郁金为畅老在使用柴胡类方时常加入的一个药对，可增强疏肝理气之力。

四十五、柴胡桂枝汤证

【出处】《伤寒论》。

【方药组成】桂枝9g，白芍9g，黄芩9g，人参9g，炙甘草6g，半夏9g，大枣6g，生姜9g，柴胡12g。

【病机】太少并病。

【汤证脉症】

主症：发热、微恶寒，肢节烦痛，微呕，心下胀满。

兼症：汗出，咳嗽，心悸，小便不利。

舌脉：舌质淡红，苔薄白，脉浮或弦细。

【禁忌】阳热内盛者不宜。

【典型病案】

发热案

孙某，女，28岁，山西省运城市平陆县职工。主因"间断发热4年"于2012年5月8日初诊。患者间断发热，其病初无明显诱因，每于发作时先为恶寒，感觉寒至骨髓，继而发热，常常热至欲掀被宽衣，体温常达40℃左右，最后汗出热退，常每日一发，甚至每日2~3次发作。去年妊娠期间上述症情未作，半年前前症复发，曾至多处大医院经各种检查发现异常而未能确诊。现除前述发热症状外，双前臂时可见红色硬结，触之痛，纳食不佳，大便干结，但西医检查排除风湿及免疫系统疾病。舌红、苔薄黄，脉沉细。畅老分析其病机为邪结太少，瘀阻络脉，故方用柴胡桂枝汤治疗，方用：柴胡15g，桂枝10g，白芍12g，黄芩10g，半夏10g，知母10g，忍冬藤30g，威灵仙15g，甘草

9g，丹参 15g，泽兰 15g，鸡内金 10g，7 剂，水煎服。

2012 年 5 月 19 日二诊，服上方前臂之红色硬结消退，热势虽减，但仍如时而发，以上方加生地黄 12g，丹皮 12g，陈皮 12g，桔梗 9g。

2012 年 5 月 27 日三诊，近期发热间隔时间延长，常两周发作一次，发作持续时间则由五六天，缩短至两天。化验抗 O 仍为阴性，上肢仍间断出现红斑，舌红、苔薄黄。上方加连翘 12g，板蓝根 15g，继服 14 剂。

2012 年 6 月 15 日四诊，上方近期坚持服用近 20 剂，发热未再出现，上肢红斑渐消退，唯大便溏，食欲欠佳，上方加苍术 12g，焦三仙各 10g，继服两周。

2012 年 6 月 29 日五诊，近两周体温平稳，食欲增加，肢体红斑未再出现，嘱其上方再服 7 剂以巩固疗效。

【按语】柴胡桂枝汤证见于《伤寒论》第 146 条"伤寒六七日，发热微恶寒，支（肢）节烦疼，微呕，心下支结，外证未去者，柴胡桂枝汤主之"。该条系指伤寒多日，表证未尽去，邪入少阳而见表里并病，方取小柴胡汤、桂枝汤各半量，合剂而成。由于其以小柴胡汤和解少阳，宣展枢机，以桂枝汤调和营卫，解肌辛散，因此不论外感病、内伤病，只要病机贴切，灵活加减运用。该患者间断发热三四年，发热前恶寒，"有一分恶寒，便有一分表证"，寒入骨髓，应有"支（肢）节烦疼"的症状，继则发热，汗出热退，属于"往来寒热，"又每日一发或每日数发，属于"休作有时"，纳食不佳又似"默默不欲饮食"，故该患者属太阳少阳并病无疑。故柴胡桂枝汤为此而设，不呕则去半夏，身有热故去人参、大枣、甘草，以免留邪，用桂枝解太阳未尽之邪。病久及血，热伤络脉，热与血结则身有红色硬结而触痛，故又需在和少阳、解太阳的基础上清热活血通络，故用知母清热，忍冬藤、威灵仙通络而止疼痛，丹参、泽兰活血化瘀，加鸡内金促脾胃运化。二诊加强清热活血之力，硬结以痰论治加陈皮、桔梗。三诊加强清热解毒之力。四诊在以上治疗基础上健脾胃，化湿浊，然柴胡桂枝汤贯穿始终。

第八章　复合汤证

　　临床上每一个汤方均有独自的主治病证，然而临床疾病错综复杂，如虚实错杂、寒热相兼，单纯者一汤方治一病证要求辨证准确，复杂病证既可于一方证中加减药物，有时又不得不兼证同治，这样形成了诸多的复合汤证。现举畅老临床中几个常用复合汤证以探求复合汤证的治疗思路。

一、桂枝加葛根汤、吴茱萸汤合方

头痛案

　　张某，女，59 岁，山西省运城市盐湖区北相镇西古村人。2014 年 4 月 25 日因头痛、恶风 3 个月来诊。症见畏寒背甚，素覆衣被，夜间需以厚被盖头方能入眠，遇冷及晒太阳颠顶及头枕部疼痛，自服克感敏后缓解，时时泛呕，舌淡红、舌苔白，脉沉弱。处方：桂枝 10g，白芍 10g，葛根 15g，防风 10g，吴茱萸 9g，党参 12g，炙甘草 10g，生姜 5 片，大枣 4 个。7 剂，日 1 剂，水煎，分 2 次服。

　　2014 年 5 月 5 日复诊，背冷头痛减轻，耳如蝉鸣，上方加珍珠母 30g，白芍加至 15g，继服 10 剂。

　　2014 年 5 月 16 日三诊，上症再轻，上方加细辛 3g，继服 7 剂。3 个月后随访，症状明显减轻。

【按语】桂枝汤为群方之冠，外则调和营卫，内则平补阴阳。该患者素体肝胃虚寒，又有风寒外袭足太阳膀胱经，属于太阳阳明合病。张仲景在《伤寒论》中多处论及合病、并病，有病、有法无方，此例中畅老将桂枝加葛根汤与吴茱萸汤合用，是临床治疗太阳阳明合病的一个示范性案例。

二、理中丸、附子汤合方

泄泻案

王某，女，60 岁，山西省运城市建筑公司职工。2013年 5 月 30 日因慢性腹泻多年入住内三科，住院号 134296。经住院医师诊治效不佳。2013 年 6 月 7 日请畅老会诊，刻诊：反复腹泻多年，再发 3 个月，患者腹痛腹泻，受凉加重，畏寒怕冷，伴全身关节时时疼痛，脉沉缓，舌淡红，苔白厚。证属：脾肾阳虚。处方：党参 15g，炒白术 15g，云苓 30g，炮姜 10g，附片 9g，肉桂 6g，炙甘草 10g，陈皮10g，广木香 9g，葛根 15g。服药 5 剂大便成形，每日 1 次，再 3 剂带药出院。2014 年 8 月 26 日电话随访：药尽症解，未再复发。

【按语】《伤寒论》第 273 条："太阴之为病，腹满而吐，食不下，自利益甚，时腹自痛……"第 305 条："少阴病，身体痛，手足寒，骨节痛，脉沉者，附子汤主之。"该例患者泄泻日久，脾阳不足，病久及肾，脾肾俱虚，阳虚不能温煦，出现腹泻、受凉加重，畏寒怕冷，伴全身关节时时疼痛，畅老用理中丸补脾阳止泄泻，用附子汤温肾阳、散阴寒、止痹痛，乃取"益火之源以消阴翳"之意。去阴柔之芍药，去干姜，选炮姜温中止泻，加肉桂除陈寒痼冷，葛根升阳止泻，木香、陈皮消脾胃大肠之气滞。

三、半夏厚朴汤、小柴胡汤、小承气汤合方

胃痛案

杨某，女，41 岁，山西省运城市人，教师。1998 年 1 月 9 日初诊。主因"胃脘部疼痛 20 天"。患者 20 天前感冒后出现胃脘胀满，时作疼痛，伴恶心，纳呆，口中有异味，咽部如有物，大便干结，4 ~ 5 天 1 次，咽干，咽苦，舌淡红，苔白厚，脉细弦。为少阳阳明合病，按汤方辨证思路，方用小柴胡汤、小承气汤与半夏厚朴汤 3 方合方，方用：柴胡 9g，黄芩 10g，半夏 9g，枳实 12g，大黄 9g，厚朴 12g，陈皮 12g，鸡内金 10g，焦山楂 12g，焦神曲 12g，焦麦芽 12g，3 剂，水煎服。

1998 年 1 月 12 日复诊，药后大便通畅，日行 1 ~ 2 次，质稀，恶心、胃胀消除，无疼痛，咽部无异物感，食欲增加，舌淡，苔白略厚，脉细弦。予以保和丸、健脾丸善后。

【按语】患者初发"感冒"，已 20 余天，"寒热"不在，但"默默不欲饮食、渴、腹中痛"等柴胡证仍在，畅师首选小柴胡汤。然少阳气机不舒，津液代谢失常。宋代杨士瀛在《仁斋直指方》中说："七情气郁，结成痰涎，随气积聚，坚如块，在心腹间，或塞咽喉如梅核，粉絮样，咯不出咽不下，每发欲绝，逆害饮食。"畅师取半夏配厚朴破气化痰开结。少阳阳明合病气机不畅，腑气不通，大便秘结，脘腹疼痛，"满""实"具备，当用小承气下热结而通腑气，三方合用，上开痰结，中调枢机，下通腑气，患者迅速康复。

四、小柴胡汤、温胆汤合方（柴胡温胆汤）

1. 口苦案

薛某，女，50 岁，山西省运城市人。主因"口苦 1 周"于 2013 年 5 月 17 日初诊。1 周前因吵架后出现口苦伴右胁、右少腹疼痛，双下肢乏力，默默不欲饮食，无烦躁，大便干，舌淡红、略胖，苔白，脉弦缓。辨证属柴胡温胆汤证，治以疏肝清热。处方：柴胡 15g，清半夏 10g，黄芩 9g，生姜 10g，竹茹 10g，炒枳壳 15g，茯苓 15g，炙甘草 15g，生牡蛎 30g（先煎），香附 10g，郁金 10g，茵陈 15g。7 剂，日 1 剂，水煎服。

2013 年 5 月 24 日复诊，服上方后诸症减轻，纳食改善，大便正常，仍乏力，上方加栀子 6g，鸡内金 10g，茵陈加至 20g，7 剂，日 1 剂，水煎，继服。

【按语】汤方辨证需要抓主症，识兼证，临床具体运用时实际情况往往比中医经典文献的记载要繁杂，因此经常两个或多个汤证同时合方使用，具备每个汤证的要素是合方使用的前提。畅老临床擅用小柴胡汤、温胆汤治疗与情志变化有关的疾病。小柴胡汤证见于《伤寒论》第 96 条"伤寒五六日，中风，往来寒热，胸胁苦满，默默不欲饮食，心烦喜呕，或胸中烦而不呕，或渴，或腹中痛，或胁下痞硬，或心下悸、小便不利，或不渴、身有微热，或咳者，小柴胡汤主之"。其中往来寒热、胸胁苦满、默默不欲饮食与心烦喜呕是 4 个主症，又有 7 个或然症。《伤寒论》第 101 条指出"伤寒中风，有柴胡证，但见一证便是，不必悉具"。又第 263 条"少阳之为病，口苦，咽干，目眩也"。苦为火之味,胆热上蒸则口苦。小柴胡汤证病机为少阳经腑受邪,枢机不利,胸胁为少阳胆经循行之处,受邪则苦满疼痛,胆经气机不利、胆火郁闭,克犯脾土则默默不欲饮食。温胆汤,罗东逸认为"和即温也,温之者,实凉之也",胆为清净之腑,喜温和而主生发,胆火灼伤津液则成痰,胆火犯胃呕逆,痰热内扰则不眠,方中竹茹清热化痰,枳壳行气消痰,茯苓健脾渗湿。畅达先生常在此基础上用香附、郁金药对以增强行气解郁化痰之力,且郁金有利胆之效,合茵陈可清胆经湿热。可见,情志抑郁、胆郁痰扰是柴胡温胆汤的病机所在。

2. 不寐案

张某,男,57岁,山西省运城市盐湖区刘家庄人。因"纳呆10年,失眠4年"就诊。患者近10年来食欲差,进食稍多后即胃脘胀满不舒,无烧心、反酸。平素性格急躁易怒,时常口苦,近4年来睡眠差,梦多,每晚需要服安定片方可入睡。大便每日3次,不成形,排便不畅,舌淡红苔白厚,脉弦。病机:胆热犯胃,痰热内扰。处方:柴胡9g,黄芩10g,半夏10g,陈皮15g,茯神15g,枳实10g,竹茹10g,生龙骨30g,生牡蛎30g,焦山楂10g,焦神曲10g,焦麦芽10g,佩兰10g,紫贝齿20g。7剂,日1剂,水煎,分2次服用。7剂即效,未再复诊。

【按语】张秉成《成方便读》中指出,痰为温胆汤核心病机,百病多因痰作祟,痰湿停留体内,脏腑气机失和,痰湿蕴热,移热于胆,胆有邪,波及于肝,则失眠多梦;柴胡温胆汤的主症为失眠、精神抑郁、舌苔厚腻,脉弦滑。土因木郁而不达,则纳呆、胃脘胀满不舒、便不成形;木郁有热，则性格急躁易怒，胆气横逆移热于胃，则口苦。所以温胆汤诸症皆因痰而起。畅达先生认为痰与气常常相兼为患，水液因气郁气滞停留不行而成痰，痰又会进一步加重气郁、气滞，形成恶性循环，温胆汤清热化痰之力强但疏肝理气之力弱，故合用柴胡类方加强疏肝之力，组成其治疗该型失眠的经验方。畅达先生谨守病机又灵活变通，在清胆和胃、化痰理气的基础上，用焦三仙健脾以治痰湿之本，又有佩兰芳香化湿，茯神代茯苓健脾宁心安神，牡蛎散水饮、化痰浊，加龙骨、紫贝齿重镇安神以治标，全方肝胆脾胃同治，肝气调达、气机得畅，热除痰清，脾运来复，水津四布，痰浊自消，胆自宁和，神安气定则可眠。

五、三拗汤、三子养亲汤、生脉饮合方

1. 哮病案

李某，男，4岁。海南省海口市新岛人。2013年2月19日初诊。患者自2岁时感冒后引发哮喘，一直至今每日需用西药喷药2次，方能度过，但仍见喘咳，气息短促，喉间鸣响，痰不多。除大便秘结、头汗多外，一般情况尚好。舌红，苔白薄，脉缓。病机属心肺气虚，痰湿内盛。处方：炙麻黄3g，杏仁5g，炙甘草3g，苏子5g，莱菔子10g，党参5g，麦冬5g，五味子5g，枸杞子5g，山茱萸5g，陈皮10g，鸡内金10g。

2013年2月26日二诊，患者服上方2剂后，病情明显好转，每天只用西药1次，即可控制哮喘，大便亦见通畅，但便后有少量鲜血。本上方去党参，加太子参5g，桑白皮10g，地榆10g。再服7剂。

2013年3月5日三诊，病情进一步好转，已3日未曾用西药，病情一直稳定，大便出血已止，上方去地榆，再服7剂。

【按语】慢性气管炎、肺气肿、肺心病、哮喘等患者，临床多以病程长、易反复为特点，因此时病机复杂，常常同时涉及心肺胃等脏腑，畅老从长期临床实践观察中发现，由于患者病程长，心肺气虚是病本，外感风寒、饮食积滞、痰涎壅盛是病标，形成了肺失宣降，痰气壅盛，心肺气阴不足，因而选择宣肺祛痰平喘的三拗汤，健脾行气化痰的三子养亲汤和气阴双补的生脉饮，组成治喘、哮的基本用方。

2. 喘病案

任某，女，28岁，山西省运城市人。2010年11月4日初诊。患喘息性支气管炎已10余年，咳嗽、气短、咽喉部喘鸣拘急不适，必须以西药喷雾剂方可缓解，近年来使用喷雾剂次数明显增多，且缓解不如意。病情每于外感风寒后即加重，近因外受风寒，病复加剧。刻诊咳嗽，喘鸣，气急，张口抬肩，夜间不能平卧，痰多，色白，稀薄，咳唾不利，气短乏力，食纳欠佳。舌淡、苔薄白，唇略显绀色，脉沉紧，按之无力。证属三拗三子汤证，方药：麻黄6g，杏仁9g，炙甘草9g，苏子10g，莱菔子12g，白芥子6g，党参10g，麦冬6g，五味子6g，熟地黄10g，山茱萸12g，沉香3g（冲服）。7剂，日1剂，水煎服。

上方服两剂后症状即明显缓解，用药10剂后每日仅需用气雾剂1次即可维持，继以上方进退使用，至1个月后气雾剂隔日用1次，上方连用2个月后，每周只需用1次，即可维持正常生活，之后一直未再反复。

【按语】本案病程较长，病情较重，身体虚弱征象较为明显，但因病机恰合本方证，所以用药后病情缓解明显，因病久及肾，所以在原方基础上加熟地黄、山茱萸补肾以纳气，加沉香以降逆平喘。

六、四逆散、痛泻要方合方

1. 溃疡性结肠炎案

高某，男，32岁，山西省运城地区建设银行职工。腹痛、腹泻时作1个月余。1998年1月9日初诊。患者1个月前因饮食不慎后出现腹痛，水样便，日行2~7次，在诊所治疗后可缓解，但未坚持治疗。症状反复发作，两天前曾经在我院行全消化道造影后诊为溃疡性结肠炎。现腹痛以肚脐左侧为主，肠鸣，痛则欲便，便后痛减，但疼痛不能完全缓解，大便不畅，夹黏液，纳呆，乏力，脘腹痞满，舌红，边有齿痕，苔薄白，脉弦细。大便常规：夹黏液，少许RBC，WBC（＋）。证属四逆痛泻方证。药用：炒白芍30g，炒白术12g，陈皮15g，防风10g，白茯苓15g，炒枳壳6g，柴胡6g，炙甘草9g，生薏仁15g，金银花15g，炮姜9g，3剂，日1剂，水煎，分早晚温服。3剂后腹痛缓解，胃纳可，大便日行1~2次，质稍稠，无黏液便，精神明显好转，舌偏红，苔薄白，脉细弦。上方继服4剂。1个月后随访，已然正常。

2. 肠易激综合征案

李某，女，60岁，海南省某单位职工。腹痛腹泻10余年。2012年1月10日初诊。患者于10余年前无特殊原因出现腹痛腹泻，日 10 余次，腹痛即泻，泻后可缓解一时，后复如是，经各大医院检查确诊为"结肠炎""肠易激综合征"等，中西医多法治疗或可收效一时，但旋即复发如故，且有日益加重之势。现诊：腹泻日 10 余次，泻前腹痛甚剧，绞痛或隐痛不一，大便不畅，并兼有下坠及里急后重感，大便或溏或泻如水状，便中不杂有脓血，但时见白色黏液。饮食如故，并兼过敏性鼻炎五六年，右膝关节退行性骨关节炎，近期发作正甚。舌淡，苔白、略厚，左脉弦，而右脉沉缓。证属四逆痛泻方证。药用：柴胡 9g，白芍 30g，枳壳 10g，炙甘草 10g，防风 9g，白术 15g，苍术 10g，陈皮 10g，广木香 9g，元胡 12g，茯苓 18g，苍耳子 9g，白芷 9g，7 剂，水煎服，日 1 剂。上方服 7 剂后腹痛腹泻明显好转，大便日 3 次，便前腹痛减轻，可以忍受，即以上方加山药 15g 继服 1 周，腹痛完全缓解，大便日 2 次，仍溏而不成形，乃以上方减白芍至 15g，继服 1 周，再诊时诉大便虽略成形，但腹痛又较前有所加重，乃复加白芍至 30g，再服 1 周，复诊时云其腹痛基本缓解，大便日 2 次，虽不成形，但不再稀溏，且诉服药期间不惟腹痛、腹泻明显缓解，过敏性鼻炎症状也未发作。又 1 个月后随诊，病情基本稳定，未再复发。

【按语】四逆散见《伤寒论》第318条，"少阴病，四逆，其人或咳、或悸、或小便不利、或腹中痛、或泄利下重者，四逆散主之"，是调理气机的基本方。病机为肝气郁结，气机不畅。方中柴胡疏肝解郁，透达阳气，枳壳（实）理气散结，以利脾胃，二药一升一降，解郁开结，舒达阳气，芍药、甘草酸甘化阴而柔肝缓急，合柴胡之疏肝、枳壳之利脾胃，有调理肝脾之功，柴胡、枳壳入气分，芍药入血分，故又调和气血。痛泻要方出自《景岳全书》引刘草窗方，为脾虚肝旺之泄泻的常用方，畅达先生抓住两方共有肝脾不调的病机，以四逆散、痛泻要方合方加味治疗因肝脾不调所致的痛泻效果显著，此类病例，畅老在临床验案甚多，屡用屡效。

附 大事记

1944 年 9 月 7 日出生于陕西韩城。

1959 年 11 月～1963 年 7 月于山西省运城县医院做中医学徒。

1960 年 7 月下乡做疾病普查普治被评为模范。

1963 年在山西省运城县医院被评为先进工作者、五好青年。

1964 年 1 月中医学徒出师。

1965 年参加晋南地区巡回医疗队被评为五好队员。

1968 年 11 月～1979 年 3 月于山西省运城县安邑医院（中医科）工作。

1974 年 6～8 月主持调查工作，撰写总结报告并发表调查报告一篇《关于"头部尺寸 1000 例调查"》。

1975 年 10 月～1978 年 10 月就读于北京中医学院。

1976 年 8 月与谢天和合作发表论文《服食大茴香籽中毒二例报告》（《新医药杂志》1976 年第 8 期）。

1978 年 10 月～1988 年 10 月于山西省运城地区卫校工作。

1984 年为全省中医护师班讲授中医基础学。

1984 年 2～8 月在长春全国《伤寒论》师资班学习。

1984 年 10 月发表论文《试谈太阳中风并非表虚证》（《吉林中医药》1984 年第 5 期）。

1984 年 1 月发表论文《课堂教学宜忌种种》。收载于《山西省中等医学教育经验汇编》。

1985～1990 年担任《中医药研究杂志》特邀编委,并编审学术论文近 50 篇。

1985～1989 年参与山西省医学教育资料汇编并主持审核稿件,刊印 5 期。

1985 年 2 月发表论文《〈伤寒论〉研究方法的过去、现在和将来》(《中医药研究杂志》1985 年第 2 期)。

1985 年 7 月发表论文《多选题与中医教学质量的评定》(《医学教育》1985 年第 7 期)。

1985 年 8 月参加山西省卫生厅《多选题汇编》工作。

1985 年 8 月与郭广义合作发表论文《〈伤寒论〉药物中非衡器计量的初探》(《中成药研究》1985 年第 8 期)。

1985 年 9 月发表论文《山西省中等卫校中医士专业八五届毕业统考质量分析》,收载于《山西省中等医学教育经验汇编》。

1986～1987 年创编《河东中医》并担任主编。

1986 年 4 月发表论文《试探〈伤寒论〉中汤方的加水量》(《中医药研究杂志》1986 年第 4 期)。

1986 年 6 月发表论文《汤方辨证及其临床思维》(《中医药研究杂志》1986 年第 6 期),首次提出汤方辨证的概念。

1986 年 10 月发表论文《统考利弊面面观》(《医学教育》1986 年第 10 期)。

1986 年 10 月发表论文《试谈〈伤寒论〉注释分歧的原因》(《吉林中医药》1986 年第 10 期)。

1986 年 11 月发表论文《当归六黄汤治愈产后多汗症》(《四川中医》1986 年第 11 期)。

1987 年 2 月 7 日加入中国共产党。

1987 年被聘为运城地区医疗事故鉴定委员会委员。

1987 年为全国头针学习班讲授《方剂学》。

1987 年 1 月参与《全省职称评定复习题解》之中医基础理论部分编写并刊印。

1987 年 2 月发表论文《〈伤寒论〉》教学应注意原文笔法》，收载于《全国〈伤寒论〉师资班论文选编》。

1987 年 2 月发表论文《武承斋治疗脾胃病经验点滴》(《中医药研究》1987 年第 1 期)。

1987 年 3~8 月参与山西省卫生厅组织编写农村医生系列教材《中医学》之中医基础理论部分并刊印。

1987 年 3 月发表论文《山西省中等医学教育经验汇编〈伤寒论〉中"痞"字辨析》(《中医海外教学》1987 年第 3 期)。

1987 年 4 月发表论文《从方法论角度看汤方辨证》(《山东中医学院学报》1987 年第 4 期)。

1987 年 8 月发表论文《"解表剂宜轻煎不可过煮"辨》(《山西中医》1987 年第 4 期)。

1988 年 4 月与赵戬谷合作发表论文《周鼎新先生学术思想及临证经验简介》(《山西中医》1988 年第 2 期)。

1988 年 7 月与柴瑞霁合作发表论文《试论小承气汤试探法》(《河南中医》1988 年第 4 期)。

1988 年 10 月~2004 年 8 月就职于山西省运城市中医医院。

1988 年获得副主任医师资格。

1988 年 12 月发表论文《试谈辨证论治的再深化》（《中医药研究》1988 年第 6 期）。

1988 年 3 月发表论文《小议〈伤寒论〉中的"心"字》（《中医海外教学》1988 年第 3 期）。

1989 年参加"中华全国首届马王堆医学学术讨论会"并发表论文《〈五十二病方〉中动物类药物的应用》。

1989 年任山西省运城地区中医医院副院长。

1989 年 1 月发表论文《五苓散治愈肾盂积水》（《四川中医》1989 年第 1 期）。

1989 年 7 月发表论文《〈伤寒论〉中枳实名物考》（《中国中药杂志》1989 年第 7 期）。

1990 年参与编写《历代名医临证经验精华》，由科学技术文献出版社重庆分社出版。

1990 年 1 月参与编写《千古名方精华》，由山西科技出版社出版。

1991 年获得"运城地区第二批知识分子拔尖人才"称号。

1991 年，畅达事迹收录入中国科技出版社出版的《中医人物荟萃》。

1992 年获得运城地区劳动竞赛委员会颁发的"社会主义现代化建设荣誉证书"，记个人二等功。

1992 ~ 1994 年，畅达、李祥林开展溶石、排石法治疗结石病。

1992 年 10 月发表论文《中药外治法的回顾与展望》（《中医药研究》1992 年第 5 期）。

1993 年获得主任医师资格。

1993 年 12 月发表论文《四逆排石汤治疗胆管结石 120 例》(《安徽中医学院学报》1993 年第 4 期)。

1994 年山西省卫生厅授予"赵雪芳式白衣战士"荣誉称号。

1994 年 7 月参加编写基层中医师培训教材《中药学教程》(由中国劳动社会保障出版社出版)。

1994 年 9 月,畅达、席温殿在"全国中医内病外治第二届学术研讨会"发表论文《脐疗的过去、现在和将来》。

1996 年获运城地区第三届"知识分子拔尖人才"荣誉。

1997 年被人事部、卫生部、国家中医药管理局确定为"第二批全国老中医药专家学术经验继承工作指导老师"。

1997 年 11 月 12 日在《山西日报》发表论文《河东中医史略》。

1997 年 11 月 17 日在《中国中医药报》发表论文《益肾化痰清脑汤临床应用经验》。

1999 年 3 月,畅达、南晋生、李祥林发表论文《中医辨病的困惑与对策》(《中国中医药报》)。

1999 年 6 月发表论文《汤方辨证在〈伤寒论〉研究中的价值》(《中医杂志》1999 年第 6 期)。

1999 年 10 月在糖尿病(消渴病)中医诊断荟萃——全国第五次中医糖尿病学术大会上发表论文《试谈糖尿病中医辨证论治误区》。

2000 年 2 月发表论文《鬼箭羽清热通淋作用初探》(《中国中医药杂志》2000 年第 2 期)。

2000 年 4 月参加海峡两岸中医药学术研讨会(南京),

提出"肝胆结石中药溶石的现状和展望"。

2000 年当选运城市第一届政协委员。

2000 年 5 月由畅达、李祥林、南晋生主编的《汤方辨证及临床》由中国中医药出版社出版。

2000 年 6 月 14 日在《中国中医药报》发表文章《对"无证可辨"的思考》。

2000 年 8 月，畅达事迹收录于《中国当代名医名方录》。

2000 年 11 月，畅达事迹收录于《当代名老中医图集》。

2000 年《汤方辨证及临床》获运城市科技进步一等奖。

2001 年获得"运城市第四批知识分子拔尖人才"称号、当选山西省中医药学会第五届理事会常务理事。

2001 年 12 月发表论文《从永乐宫医笺看中医学与道教文化的相互影响》(《山西中医》2001 年第 6 期)。

2002 年 1 月由畅达、畅立铭、畅立毅编写的《中国民间疗法丛书》之《脐疗法》由中国中医药出版社出版。

2002 年发表论文《试谈中医临床思维特点及方法》，收载于《山西省中医药学术年会论文集》2002 年第 26 期。

2002 年，畅达事迹收录于南京中医药大学主编的《方药传真——全国老中医药专家学术经验精选》。

2003 年 2 月发表论文《试论中医临床思维中的"顿悟"》(《山西中医》2003 年第 1 期)。

2003 年 3 月 31 日畅达、柴瑞霭在《中国中医药报》发表文章《从日本汉方医学发展的轨迹思考中医未来的发展》。同期赴日本考察。

2004 年 8 月发表论文《中药外治法发展存在的问题与

对策》（《山西中医》2004 年第 4 期）。

2005 年 1 月发表论文《对中医临床思维方法的思考》（《山西中医》2005 年第 1 期）。

2005 年发表论文《〈伤寒论〉中与误治相关内容的学习与思考》，收入《山西省中医药学术年会论文集》。

2006 年被评为优秀政协委员。

2006 年 12 月发表论文《〈伤寒论〉中与误治相关内容的探讨》（《山西中医》2006 年第 6 期）。

2008 年 3 月发表论文《畅平临床经验撷要》（《山西中医》2008 年第 3 期）。

2009 年撰写《名中医畅平医论医案》，由山西科技出版社出版。

2010 年在广州全国《伤寒论》研讨会讲学。

2010 年被海南省中医医院聘为客座教授。

2010 年 6 月发表论文《从〈金匮〉汤证辨析看仲景临床思维》（《山西中医》2010 年第 6 期）。

2011 年被运城市卫生局授予"运城市医学功臣"称号。

2011 年经国家中医药管理局批准成立畅达名老中医传承工作室。

2011 年 1 月发表论文《通下法在温热病证中的应用》（《山西中医》2011 年第 1 期）。

2011 年 9 月发表论文《汤方辨证及其临床思维》（《山西中医》2011 年第 9 期）。

2011 年 7 月主编《中医临床思维要略》，由中国中医药出版社出版。

2012 年畅达事迹收录于李赛美主编的《名师经方讲

录》。

2012 年参加《运城地产中草药》编审。

2012 年 8 月发表论文《郁证辨治的思考》（《山西中医》2012 年第 8 期）。

2012 年畅达经验方被收录于连建伟主编的《中华当代80 家经验方集萃》。

2012 年举办山西省"汤方辨证培训班暨畅达学术思想研讨会。

2013 年 4 月发表论文《对恶性肿瘤中医治疗的思考》（《山西中医》2013 年第 4 期）。

2013 年举办国家继续医学教育项目"汤方辨证培训班暨畅达学术思想研讨会。

2015 年 7 月在新疆伊犁参加全国名中医传承工作室经验交流会。

2016 年 2 月在全国经方年会上做"汤方辨证"学术讲座。